El párkinson, mi madre y yo.

ÍNDICE

ROSA INCLÁN CERVERA

ESCRIBE A PAPÁ.

Primera edición: junio de 2018

CÓMO LLEGÓ EL PÁRKINSON A MI VIDA

Hace ya 14 años que recibí la llamada de mi madre, en la que me daba la noticia. Ese día iban a ir por la mañana a recoger los resultados de las pruebas médicas de mi padre. Yo iba camino del trabajo apresurada para no llegar tarde y en ese momento sonó el teléfono.

— Hola mamá, ¿cómo ha ido? — pregunté.

— Bueno hija, pues nos acaban de decir que tu padre tiene párkinson. — me respondió.

—¿Cómo? ¿párkinson?—repetí perpleja.

Recuerdo que en ese momento empecé a llorar. Ahora 14 años después y conociendo de segunda mano la enfermedad (la primera mano es mi madre verdadera protagonista de este libro), cuestiono mis lágrimas porque ahora pienso que realmente no sabía por qué lloraba. Para mí, y para mucha gente hoy en día, el párkinson, por lo que había oído, era una ecuación muy sencilla.

Párkinson= persona mayor + temblor.

Pensando así, ¿cómo me pude asustar tanto?

Es una creencia muy difundida: el párkinson se basa en que te tiembla la cabeza, un brazo o una pierna y todo sigue igual.

— Bueno, debes acostumbrarte a convivir con ello.- aconsejas al enfermo.

Pero esto, ni de lejos se parece a la realidad. Te das cuenta de la dureza del párkinson cuando empiezas a verte cara a cara, día a día, con la crudeza de sus consecuencias.

De una manera sencilla podemos decir que el párkinson es una enfermedad degenerativa producida por la muerte de neuronas de la sustancia negra que producen dopamina. La dopamina es un neurotransmisor muy importante, cuya función primordial es el correcto control de los movimientos. Si se reduce la dopamina con la muerte de las neuronas, el pase de información se hace más lento y con más dificultad.

Si nuestro cerebro lo rige todo, es precisamente ese todo lo que queda entorpecido y ralentizado a medida que pasa el tiempo y la enfermedad avanza. Esto se traduce en temblor, rigidez, lentitud de movimiento, inestabilidad postural… Y síntomas no físicos, como depresión, reducción de olfato, estreñimiento o trastorno del sueño.

A pesar de los avances de la neurología se desconoce la causa de la enfermedad y menos aún cómo prevenirla, ya que afecta tanto a hombres como a mujeres.

El párkinson es una enfermedad crónica no fatal, que afecta de diferente manera a cada persona que la padece. No todas las etapas son completamente comunes a todos los enfermos, ni en la duración, ni en la intensidad, ni en la rapidez con la que pueden aparecer. A cada persona le puede afectar de forma diferente. Hay quien durante años lleva la enfermedad de una manera estable gracias a la medicación y a su manera de afrontarla (importante) y en cambio otros, como mi padre, cabalga a galope entre las etapas, tanto, que apenas les separan unas de otras 15 días.

PRINCIPALES SÍNTOMAS
(Fuente: www.parkinsonmadrid.org)

- Temblores: Lentos y rítmicos. Predominan estando en reposo y disminuyen al hacer un movimiento voluntario. No necesariamente los presentan todos los pacientes.

- Rigidez muscular: Resistencia a mover las extremidades, hipertonía muscular.

- Bradicinesia: Lentitud de movimientos voluntarios y automáticos. Falta de expresión de la cara. Escritura lenta y pequeña (micrografía). Torpeza manipulativa.

- Anomalías posturales: Inclinación del tronco y la cabeza hacia delante. Codos y rodillas están como encogidos.

- Anomalías al andar: Marcha lenta, arrastrando los pies. A veces se dan pasos rápidos y cortos (festinación), con dificultad para pararse. Episodios de bloqueo (los pies parecen que están pegados al suelo).

- Trastorno del equilibrio: Reflejos alterados, fáciles caídas.

- Trastornos del sueño: insomnio para coger el primer sueño, sueño muy fragmentado en la noche, despertarse muy temprano y no volver a dormirse, pesadillas vívidas, gritos nocturnos, somnolencia diurna…

PROBLEMAS ASOCIADOS
(Fuente: www.parkinsonmadrid.org)

- Dolores de tipo muscular o articular.
- Fatiga, agotamiento fácil, cansancio crónico.
- Estreñimiento.
- Falta de control de la orina (incontinencia).

- Problemas sexuales: generalmente falta de deseo sexual, impotencia o frigidez, aunque también se puede dar justo lo contrario: excitación excesiva de deseos sexuales o eyaculación retardada o retrógrada.
- Trastornos depresivos y aislamiento social.
- Sudoración excesiva y crisis de seborrea.
- Trastornos respiratorios.
- Trastornos de la deglución (se traga mal y solo semi-líquidos).
- Trastornos oculares: sequedad de ojos, picor, visión doble, falta de enfoque visual.
- Enlentecimiento de las funciones psíquicas (bradifrenia).

Los síntomas no motores de la enfermedad se encuadran en los trastornos de sueño, la lentitud generalizada, la apatía, el cansancio, la ansiedad, la depresión, los trastornos de conducta, el estreñimiento, la hipotensión, la dermatitis seborreica, los trastornos en la micción y la sialorrea (exceso de salivación).

¿CÓMO SE DETECTA?
(Fuente: www.parkinsonmadrid.org)

Al principio de la enfermedad no es nada fácil de diagnosticar porque los síntomas son leves, poco específicos y pueden llevar a confusión. La primera fase del párkinson no suele presentar todos los síntomas corrientes y típicos, por ejemplo el temblor y la rigidez.

A menudo el inicio de la enfermedad se manifiesta como:

- Dolores articulares pseudo-reumatológicos.
- Cansancio (que se suele achacar al exceso de trabajo, etc.)
- Arrastrar un pie.
- Dificultades al escribir (letra pequeña e ilegible).
- Cuadro depresivo de larga duración.

Generalmente, el paciente visita a diferentes especialistas y no mejoran sus problemas, por lo que se descartan las enfermedades comunes (reuma, circulatorio, estrés, etc.) y se piensa ya en los trastornos menos conocidos (neurológicos). Se suelen hacer pruebas altamente tecnificadas (RMN, TAC, SPECT, PET, etc.) y no suelen aparecer signos anormales (se descartan procesos tumorales cerebrales, micro-derrames o trombosis, etc.).

El SPECT es la prueba de neuroimagen que visualiza los transportadores presinápticos de la dopamina y los receptores postinápticos, y evalúa la integridad del sistema nigroestriado.

El médico llegará a la conclusión de la existencia de un párkinson sobre todo basándose en los signos clínicos externos (las "quejas" del paciente y la exploración directa) que presenta el afectado. Se confirmará este diagnóstico por la respuesta del paciente a la medicación con levodopa, y a la posterior evolución del cuadro clínico hacia un párkinson típico.

ETAPAS DE LA ENFERMEDAD
(Fuente: www.parkinsonmadrid.org)

Hohen y Yhar establecieron los 5 niveles ("estadios") clásicos de progresión de la enfermedad de párkinson. Hay que hacer hincapié de nuevo en que ni mucho menos todos los pacientes que la sufren van a evolucionar hasta los últimos niveles:

- Estadio 1: Síntomas leves, afectan solo a una mitad del cuerpo.
- Estadio 2: Síntomas ya bilaterales, sin trastorno del equilibrio.
- Estadio 3: Inestabilidad postural, síntomas notables, pero el paciente es físicamente independiente.

- Estadio 4: Incapacidad grave, aunque el paciente aún puede llegar a andar o estar de pie sin ayuda.
- Estadio 5: Necesita ayuda para todo. Pasa el tiempo sentado o en la cama.

Solamente el 15% de los afectados de párkinson llega a padecer un grado de deterioro motor tan grave que necesite ayuda constante para hacer cualquier actividad, dependa de otras personas y se pase la mayor parte del tiempo en una silla o en la cama, sin poder moverse en absoluto por sí mismo. Si la cifra le parece muy alta y le atemoriza, dele la vuelta: el 85 por ciento de los pacientes de párkinson no terminarán en silla de ruedas.

¿CÓMO LUCHAR CONTRA EL PÁRKINSON?
(Fuente:www.parkinsonmadrid.org)

Medicación antiparkinsoniana:

fármacos que aportan la dopamina que le falta al cerebro o que ayudan a aprovecharla mejor.

Medicación sintomática: fármacos que controlan molestias secundarias de muy diverso tipo.

Intervenciones quirúrgicas:

reversibles o irreversibles, que ayudan a pacientes determinados a aliviar el párkinson.

Rehabilitación con terapias:

como logopedia, fisioterapia, terapia ocupacional, hidroterapia, masajes, yoga, taichí, musicoterapia, masaje facial, etc., que ayudan a mantener una vida activa y con el mayor grado de autocontrol de las funciones motoras.

Dra. Mª José Catalán, neuróloga de la Unidad de Trastornos del Movimiento del Hospital Clínico San Carlos de Madrid

Dr. Alfredo Rodríguez del Álamo, neuropsicólogo e investigador

¿POR QUÉ ESTE LIBRO?

Cuando se le diagnosticó la enfermedad, mi padre tenía por aquel entonces 49 años. Muy joven. Parece muy joven, pero una vez te mueves en el ambiente parkinsoniano te das cuenta que los hay aún más jóvenes. Perfectamente desde la treintena o incluso antes aunque estudios confirman que el 70% de los enfermos diagnosticados con párkinson superan los sesenta y cinco años.

Era un hombre muy activo, gerente de su empresa familiar y con un merecido prestigio en su sector. Al principio, igual que nosotros, él desconocía las consecuencias que el paso del tiempo, y el avance de su enfermedad iba a significar tanto su vida, por lo que en un principio lo llevó bastante bien.

Recuerdo sus bromas sobre el temblor de la mano. Nos hacía reír diciendo que sería el que mejor batiría los huevos para tortilla de la familia, o que sería también el mejor espolvoreando el azúcar de las fresas.

Pero rápidamente las cosas empezaron a cambiar. Una de las que más desconcertó a mi madre, fue el gran cambio que la personalidad de mi padre iba sufriendo a medida que pasaba el tiempo.

— No lo reconozco. — me solía decir.

Ella buscaba día a día en aquella persona enferma, los resquicios del hombre con el que se casó. Esto le llevaba a sentirse profundamente frustrada, incomprendida, sola y, sobretodo, constantemente atacada. En realidad, mi madre se empeñaba en seguir pensando que su antigüo marido seguía viviendo en éste nuevo marido, y rechazaba a su nuevo compañero y a ELLA (como voy a referirme al Parkinson desde este momento), la enfermedad.

Se sintió perdida desde que mi padre empezó a tener comportamientos "raros" completamente opuestos a su comportamiento "normal". Discutía constantemente, no atendía a razones, sufría incansables obsesiones, depresiones, perdía constantemente las cosas, no conseguía controlar impulsos que llevaban a mi madre a sufrir situaciones embarazosas. Cuatro y cinco cambios de ropa en 20 minutos, lo mismo con las zapatillas. Cinco cambios de colchón, en ninguno se sentía cómodo. Confusión de los horarios, llamadas a amigos y familiares a altas horas de la noche, insomnio durante años, alucinaciones…

A todo esto se sumaba el avance de la enfermedad a nivel físico: estados de rigidez absoluta, la imposibilidad de moverse por las noches o andar, complicaciones al comer, no tener control de sus movimientos, incontinencia… Un sinfín de comportamientos nuevos en tan poco tiempo y durante tantos años, que lograron desestabilizar la vida de los dos.

GUARDIAS MÉDICAS Y PERSONALES A TIEMPO COMPLETO DE 24 HORAS.

El problema de mi madre, además de todos los síntomas que tenía que aprender a gestionar, era que no conseguía mirar a la enfermedad tal y como era. A mi padre le había cambiado ELLA (la enfermedad) y su no aceptación del párkinson ni sus consecuencias, que a día de hoy, sigo sin estar convencida de que finalmente haya aceptado sus limitaciones.

Lo más importante, que como en todas las enfermedades, es la manera en la que lo afrontes. Esto es determinante para tu bienestar y para el de los tuyos. Mi padre, pese a todo, le ha mantenido vivo su fuerza de voluntad aplastante, el pensamiento de que no hay nada imposible, su constancia, su creatividad… Todo ello ha hecho que siga luchando.

Paralelamente la vida de mi madre era un círculo vicioso de desesperación, melancolía, ira, incomprensión por parte de los demás (sobre todo de la que fue su familia), y anhelo… mucho anhelo por querer seguir teniendo el marido que a lo largo de los años, había desaparecido.

Por todo esto era preciso que ella, poco a poco, se fuera despidiendo de aquel hombre con el que se casó hacía 40 años, para dar paso a ese hombre que ni a él ni a ella les habría gustado nunca que se convirtiera. Pero ahí estaba ELLA en su vida, y tenían que aceptarlo. Tenían que conocerse de nuevo, para poder volver a empezar.

Finalmente decidí proponerle una especie de terapia personal a mi madre, ya que a mí tampoco me quedaban argumentos de ayuda, compresión y de hacerle entender. En esa terapia se basa este libro.

De la única manera en que pensé que podría ayudarle, sería con una terapia basada en la Escritura Terapéutica. La escritura es algo que me ha apasionado siempre, y gracias a mi curiosidad conseguí la certificación en Grafología, Grafoterapia y Perito Calígrafo. Científicamente es sabido que la escritura ejerce un poder terapéutico asombroso principalmente porque consigue separarte a una distancia prudencial de aquello que te angustia y que consideras insoportable. Escribir facilita la expresión de emociones y sentimientos, haciendo que dejes de rumiar tu problema, para dejarlo escrito en un papel.

Así, mediante la escritura, intentaríamos romper el círculo vicioso de malos pensamientos, que mi madre se había creado frente a las causas del problema, para dar paso a ahondar en los recursos y mecanismos para que pudiera superarlo.

"El lápiz y la pluma nos defienden mejor que el activismo, la venganza, el aislamiento o la regresión. La escritura reúne en una sola actividad el máximo posible de los mecanismos de defensa: la acción de intelectualizar, el ensueño, la racionalización y la sublimación. Permite al mismo tiempo afirmarse, identificarse, inscribirse en un linaje glorioso, y sobre todo hacerse aceptar tal y como uno es, con su herida"

"La maravilla del dolor". Boris Cyrulnik

La terapia consistiría en que le escribiría cartas a él, su marido con el que se casó y compartió buenos y malos momentos, pero cuando ELLA aún no estaba en sus vidas. Le contaría sus preocupaciones, sus problemas con él enfermo, tendría ese vínculo que ella necesitaba. Necesitaba saber que él aún estaba con ella. Que la comprendía. Saber que su marido aún le escuchaba, aunque al final se iba a dar cuenta, por fin, de que él, ESE marido nunca iba a volver.

Este libro es un viaje por la vida de mis padres centrándonos en el papel de cuidadora de mi madre a lo largo de la enfermedad. Cómo se sintió, cómo iba encontrándose con las diferentes etapas de la enfermedad. Cómo iba afrontando unas y lamentándose por otras, sin encontrar respuesta para superarlas en ese momento.

Para entender todo esto, es imprescindible que describa realmente cómo fue y es la vida de mi padre a día de hoy: sus comportamientos, sus cambios, sus etapas... En ningún caso queremos dejarle en mala posición ni ridiculizarlo, ¡en absoluto! En todo momento es ELLA la que responde por mi padre. Pero es necesario contar algunas cosas realmente duras para nosotras, para hacer entender en toda su complejidad la situación del cuidador.

Mi padre es lo más importante para nosotros en este momento y con mucho amor lo cuidamos. Pero lo que sí es cierto, es que si queremos ayudar a los cuidadores que estén en nuestra misma situación, tenemos que hablar de ELLA tal cual es, contando cómo transforma a las personas, para que de esta manera, en el caso de que suceda, podamos estar preparados para afrontarlo.

La verdadera víctima es el enfermo, el que más sufre. Pero los cuidadores, en muchos casos, se sienten abandonados, incomprendidos por su entorno y por algunos médicos que no les escuchan cuando acompañan a sus familiares a la consulta. El cuidador es el que realmente está con el enfermo día y noche, el que lo observa con atención, y el que puede dar una visión más objetiva de su estado. Mi madre se ha quejado durante años de esta falta de atención hacia ella.

Las etapas que describimos son duras y quizá no te sientas reconocido en ninguna, sólo en un par de ellas, o en una.

"No todos los enfermos viven la enfermedad de la misma manera, ni se desarrolla con la misma rapidez, pero al menos, queremos que te sientas acompañado y comprendido en este duro viaje que es convivir, con la enfermedad de párkinson".

EL PAPEL DEL CUIDADOR: LO MÁS IMPORTANTE

Empezaré este capítulo con una anécdota.

Mi padre era y es un hombre de armas tomar, con una fuerza de voluntad aplastante. Desde hace años tiene una visita con el neurólogo cada seis meses, para controlar su estado. Mi padre consideraba, hasta hace bien poco, que ya era suficiente medicación la que se tomaba y no quería más pastillas.

¿Cuál era la solución para que no le recetaran más?; pues pese al deterioro evidente entre una visita y otra, era la de hacer el sobresfuerzo de "aparentar" ante el médico que estaba mejor que nunca. El neurólogo siempre le veía muy bien, lógicamente con el deterioro propio del Parkinson.

— Juanjo te veo estupendamente. — le decía.

¿Estupendamente? Mi madre se revolvía en la silla y daba sus explicaciones de la mala calidad de vida que llevaba: no dormía, hiperactividad constante, dolor de articulaciones, obsesiones, rigidez… Quizá necesita una revisión de la medicación… No se le escuchaba. Resignada tenía que volver a casa y afrontar lo que le venía después.

Y, ¿qué venía después?

Debido al gran esfuerzo y la tensión de una simple visita al médico, mi padre se quedaba inmóvil, con un cansancio extremo, con un miedo aterrador a que le pudiera suceder algo, para dar paso después a movimientos continuos y exagerados, totalmente involuntarios, que era incapaz de controlar.

Qué gran importancia tiene el papel del cuidador.

Cuánto se puede llegar a aprender del cuidador.

Cuánto queda por escuchar al cuidador.

Según nuestra experiencia, no esperes que la primera vez que vayas al médico para la consulta de tu familiar o amigo con párkinson, vayas a salir con las instrucciones bajo el brazo, para que todo lo sepas manejar:

- en el momento preciso

-con todo el amor del mundo.

-con muchísima paciencia y con la mejor de tus sonrisas.

No.

Saldrás con un montón de recetas y lo demás lo tendrás que ir descubriendo tú sólo, conforme te vaya surgiendo. ¿No es eso complicado?

Es por esto que hemos decidido escribir este libro, porque esperamos que sea de ayuda para todas aquellas personas que, al igual que mi madre, luchan por aceptar un cambio de vida que no es fácil.

Por último decir, que me he pensado muy mucho publicarlo... Quería evitar malas interpretaciones. Este libro no es un ataque a la figura de mi padre, no es una crítica por su comportamiento o por su manera de afrontar la enfermedad. Este libro es un ¡basta! al tabú de que por cuidar a una persona enferma, no te puedas quejar, no puedas desahogarte, no puedas estar desesperada o no puedas estar harta de la situación.

Date permiso, estás en tu derecho.

Cuántas expresiones de incomprensión he tenido que presenciar, cuando mi madre buscaba consuelo contándole a alguien que no podía más con la situación.

—"Mujer, es tu marido, tienes que tener paciencia"

—"Pobre, tendrás que aguantar, peor lo estará pasando él"

¡Basta! ¡Pues claro que aguanta!, ¡claro que tiene paciencia! Y ¡claro que es su marido!, el amor de su vida.

Pero no buscaba ese comentario de ti, buscaba tu hombro, tu comprensión y la libertad de poder contarle a alguien todo por lo que está pasando y cómo se siente, sin ser juzgada: poder decir no puedo más.

De la única manera que se puede llegar a hacer entender a alguien, por todo lo que está pasando y describir su situación, es contando lo "real", sus vivencias del día a día por muy duras que puedan parecer.

Mientras leas estas páginas, siéntete acompañado, comprendido y no juzgado.

Por todo esto, esperamos poder ayudarte.

DOS CONSEJOS PARA EL CUIDADOR

¿Y por qué sólo dos? - te preguntarás.

No te impacientes. Tu situación no es fácil, y por mucho que te proponga yo ahora varios consejos, gestionar mucha información a la vez no te será útil. Poco a poco irás haciendo camino, tú camino, que probablemente no se parezca al nuestro. Lo importante y más complicado es dar el primer paso. Una vez empieces, y estés convencida, te será mucho más fácil seguir con los siguientes pasos.

UNO

Emplea unos minutos en este pequeño ejercicio.

Dibuja un círculo en un papel y escribe dentro todas aquellas cosas que te gustaban, o te gusta hacer, antes de que ELLA apareciera en tu vida.

Leer, coser, pasear, tomar café, salir de compras, ver el mar, dibujar, pintar, escribir poemas, salir con amigos, salir con amigas, ir al cine, asistir a cursos, dar clases, teatro, cerámica, voluntariado, cuidar niños, trabajar, no hacer nada... Apunta todas las que necesites. Eso sí, con el compromiso contigo mismo de que pase lo que pase, NUNCA dejarás de hacerlas. Esto va a ser lo más importante para ti, aunque en estos momentos no lo creas. Si pierdes tu círculo entrarás en el de ELLA, y será más difícil salir.

Dedícate tiempo, TU tiempo, haciendo lo que más te gusta, o sencillamente empléalo en no hacer nada, sentir el silencio en una habitación vacía si lo prefieres. Cada vez que te sientas saturado por la situación, consulta tu círculo para ver qué cosas dejaste de hacer y retómalas.

DOS

"No te pases la vida enseñándole a ladrar a un gato".
Byron Katie.

Tu realidad es esta y esto es lo que hay. Vamos a luchar por encontrar la manera más sencilla de sobrellevarlo. No intentes discutir constantemente con la realidad, o te llevará a la desesperación. Tú puedes conseguir más de lo que te crees.

Si crees, obtendrás resultados.

Sigue sin perder de vista tu círculo. Con estos principios ya tienes trabajo.

GENTE SIN ALMA

Sueño que soy la Tierra,
sueño que soy el mar.
Cuando despierto sólo soy un árbol que apenas se mueve.
Sólo te tengo a ti para que me pongas agua,
para que el árbol que se está secando,
pueda mover sus ramas.
Soy el árbol que no se poda,
pero me están quitando las ramas.
Poco a poco me están quitando las hojas para verme secar.
Por nuestro amor ponme un cerco de espinas,
para que nadie me pueda arrancar,
y podamos seguir juntos un poco más.
Sueño que soy la Tierra,
Sueño que soy el Mar.
Cuando despierto sólo soy un árbol que apenas se mueve.
Sólo te tengo a ti para que me pongas agua,
para que el árbol que se está secando,
pueda mover sus ramas.

** Poesía de Juanjo Inclán en el año 2013, cuando sufrió la incomprensión de personas muy allegadas que decidieron no seguir acompañándole en su camino. Está dedicado a mi madre, su fiel apoyo.

YO

Entre las cartas de este libro encontrarás reflexiones, que espero que te ayuden a entender el camino hacia la aceptación de este nuevo cambio en tu vida, como es la enfermedad o el cuidado de ella.

Cada uno, seguramente, lo llevará de manera distinta. No todos somos iguales y afrontamos las situaciones de la vida de diferente manera. Las reacciones de cada persona ante un mismo hecho son diferentes; dependerá de nuestro modo de hacer frente a los problemas, nuestras creencias, valores, y forma de ver el mundo. Pero, en cambio, las emociones que sentimos las personas ante este tipo de situaciones, suelen ser comunes.

Las emociones que nos acompañarán hasta el final del proceso, hasta alcanzar la aceptación de la enfermedad, tanto para el enfermo como para el cuidador son:

- Negación. (Esto no me puede estar pasando).
- Ira (¡No es justo!).
- Negociación (Haría cualquier cosa por que la enfermedad no avanzara tan rápido).
- Depresión (Estoy tan triste... ¿por qué intentar hacer algo?).

- ACEPTACIÓN (No puedo luchar contra la realidad, voy a prepararme para llevar mejor la enfermedad lo mejor que pueda).

No va a ser un camino fácil pero, como me decía mi padre cuando le preguntaba cómo hacía sus pulseras con el temblor de todo su brazo,

— "No sabía que era imposible".

Tienes que creer de verdad en tus capacidades, en que no hay nada imposible, y que tú eres capaz de luchar para ello.

ADELANTE

PRIMERA PARTE

EL CAMINO HACIA LA ACEPTACIÓN

"La mejor forma de ser feliz es amarte por lo que hagas, hagas lo que hagas. La mejor forma de estar en paz, es amarte por lo que sientas, sientas lo que sientas"

PRIMERA ETAPA:

LA NEGACIÓN

"LA SALUD CONSISTE SOLAMENTE EN DARSE CUENTA DE QUE LO QUE ES, ES".

Leí por primera vez esta frase en el libro "Cartas para Claudia", de Jorge Bucay. Simpleza aplastante. Un pensamiento aparentemente tan fácil de asimilar y, en cambio, el no interiorizarlo nos lleva casi a la locura.

Con estas líneas no voy a pretender llegar a pensamientos freudianos, ni explicaciones de las teorías Gestálticas del comportamiento. Pienso que, con lo que yo pueda contar desde mi simpleza y experiencia, alcance a muchas más personas que simplemente conocen del complejo mundo de la psicología sus propias vivencias. Y eso es lo que yo voy a intentar explicarte, sin teorías complejas y sin razonamientos sabiondos.

Probablemente (o así lo espero), no estés de acuerdo con algunas de las cosas que te estaré contando aquí. Eso me alegrará, porque yo puedo estar equivocada, y tú vivir esta situación de una manera completamente diferente a la mía o la de mi madre.

Al comienzo de la enfermedad de mi padre me propuse un ejercicio: "A ver, Rosa, piensa en alguna manera que te permita no ver la realidad de lo que le está pasando a papá (siendo el enfermo), o de lo que está padeciendo mamá (siendo cuidadora). De esa manera seguro que lo llevaré mejor". — me dije.

Si te fijas en el párrafo anterior lo primero que escribí fue "NO VER". Hemos terminado.

En cualquiera de las formas que se me ocurrían, de una manera u otra, la negación estaba presente.

- El diagnóstico ha sido un error. (El diagnóstico NO es correcto)
- Esto NO me puede pasar a mí.
- NO es para tanto. Seguro que pasa rápido
- Lo tuvo su padre y NO llegó a ser tan grave…
- Los médicos siempre exageran pero luego NO es para tanto.

El NO se transforma en nuestro escudo de supervivencia. Es un mecanismo de defensa que nuestra mente, de forma inconsciente, utiliza para amortiguar la noticia que va a romper los cimientos de nuestra vida a partir de ahora. Es uno de los primeros pensamientos que ponemos en marcha cuando, en nuestro caso, una nueva enfermedad completamente desconocida, se instala a vivir en tu casa.

Uno de los pensamientos más habituales de mi padre en su etapa de negación, era pensar que a él le iban a dar la medicación milagrosa que definitivamente le curaría. Que se le pasaría rápido, que no le iba a durar muchos años... Cada visita al médico constituía una nueva ilusión de que esa vez lo lograrían, que encontrarían la combinación perfecta entre todas sus pastillas para volver a ser el de antes.

Y eso nunca ocurrió, claro está. Bien es sabido que el párkinson, a día de hoy, no tiene cura. Mi padre lo sabía, pero su etapa de negación le hacía vivir en cada visita un desengaño.

Durante los primero años, su negación al menos le hacía llevarlo mejor. Utilizaba su enfermedad como algo positivo, le quitaba importancia, él NO iba a consentir que ELLA le truncara la vida. Realmente lo que hacía era que la ignoraba, hacía como que NO existía. Hasta que los síntomas fueron más que evidentes.

Volviendo a la frase de Jorge Bucay,

"LA SALUD CONSISTE SOLAMENTE EN DARSE CUENTA DE QUE LO QUE ES, ES".

Pienso que todos deberíamos llevar este enunciado tatuado en nuestra mente. Lo que es, es. Sin más, sin por qué, sin explicaciones, sin prejuicios, sin ninguna expectativa. Pero no podemos evitarlo. Vivimos en un mundo que continuamente nos pide explicaciones y justificaciones de todo lo que nos pasa. De por qué nos pasan las cosas buenas o malas. Si estaba escrito o no en nuestro destino. Si es fruto quizás de nuestra experiencia a lo largo de nuestra vida. Si quizá sea un castigo por nuestra conducta en el pasado. Si es por comer o no comer determinados alimentos...

Volvemos continuamente hacia el pasado para explicar nuestro presente, e incluso para pronosticar alegremente con total certeza nuestro futuro.

Te comparto un recuerdo.

Pasó mucho tiempo hasta que volví a visitar la casa de mi abuela. Ella había fallecido años atrás, y las herederas lo habían puesto en venta. Tras mucho pensar, decidí que era ya el momento de independizarme y buscar mi campamento base con veinticinco años, y un trabajo que me lo permitía.

Estaba emocionada. Volver a esa casa era para mí, en aquel momento, volver a mis años de infancia feliz en brazos de mi abuela en su mecedora de madera.

Cuántas tardes había compartido con mis primos y tías, tardes de risas y juegos. Inventábamos mil historias y hacíamos cabañas juntando la mesa de la salita con las sillas. Los coches eran pinzas unidas unas con otras, y nuestro principal regalo, si nos habíamos portado bien, era un culín de vaso de leche condensada o un cuadradito de chocolate.

De vez en cuando nos visitaba disfrazada la Tía María. Esto sucedía cuando ya el grupo de primos (éramos nueve de diferentes edades) se revolucionaba y había necesidad de control y consenso. La Tía María nos hacía reír a medias, al menos a los más pequeños entre los que yo estaba.

La mirábamos como aparecía con su sábana blanca, que le cubría todo el cuerpo, para avisarnos de que era necesario guardar el orden. Caminaba por el pasillo despacio, con los brazos en alto, triplicando así su tamaño para nosotros. Escondida bajo de la mesa del comedor, recuerdo ver pasar sus pies sigilosos. No me atrevía a asomar la cabeza. Aquel lugar era, en ese momento, la zona más concurrida de toda la casa. Los nueve primos buscábamos refugio bajo la mesa de madera. El primo más mayor se reía, y los más pequeños acompañábamos su risa mirándola de reojo, sin mucho convencimiento de que aquello fuera divertido.

Recuerdo que era un piso enorme, con un largo pasillo cerrado por dos puertas de madera batientes, con las que los primos jugábamos a imaginarnos que entrábamos a un divertido bar del oeste. Nos pintábamos la cara con un pintalabios que encontrábamos de alguna de mis tías, que solía llevar los labios rojos, fingiendo una herida de guerra.

A mano derecha del pasillo, había una salita grande con un mueblecito de madera, una máquina de coser y una mesa camilla redonda, con un gran mantel de tela marrón con flequitos beige en los bordes. Había un ventanal inmenso con una persiana de láminas de madera, que subíamos y bajábamos con un cordel. Aquello nos resultaba muy curioso, y podíamos estar un buen rato viendo cómo la persiana se enrollaba al estirar de él. Complejo mecanismo de ingeniería española para nosotros.

A mano izquierda entrando en la misma salita, la habitación de los abuelos. La recuerdo sombría pese a que tenía la misma ventana, con la misma persiana del complejo mecanismo ingeniero. Aquella era una zona prohibida de juegos. Tenía un armario gigante de madera con cuatro puertas, alguna de ellas con espejo en su interior creo recordar. Una cama de matrimonio con cabezal de metal brillante y, al fondo a la izquierda, dos puertas correderas por las que podías entrar a la habitación contigua.

La siguiente habitación sí que era oscura. No disponía de ninguna ventana, sólo entraba la luz a través de los cristales de las puertas correderas que había en ambos laterales, y una cama pequeña arrimada. En las obligadas siestas recorría con mi dedo índice las bolitas de los cristales, que semejaban gotas de lluvia solidificadas por el tiempo. No había ninguna exactamente igual, eran todas diferentes.

— ¿Cómo las habrán hecho? — se preguntaba mi mente infantil. Quizá llovió y dejaron el cristal fuera para dejar secarse las gotas en él.

Y el tic tac del reloj del abuelo. Tic...Tac...Tic...Tac... Me sorprendía que el abuelo supiera cuándo había que darle cuerda, porque si no el reloj rápidamente se paraba. Era todo mágico y sorprendente en aquella casa.

De nuevo, y después de tanto tiempo iba a entrar en ella. Todos mis recuerdos se amontonaron, luchando por ver cuál de ellos me alegraba más el momento. Y todos me ponían el corazón de gallina... Abrí la puerta desgastada ya por el tiempo, y sentí que en aquel momento ya era mi casa.

Al abrir y escuchar el crujir de la madera, de repente la realidad hizo añicos mis recuerdos. No estaban los muebles de la entrada con el espejo que yo recordaba. Miré hacia la izquierda, con mis ojos de adulta, y pensé: ¿dónde está el pasillo interminable? Ocupaba tan solo unos cinco pasos, que conté como unas cuatro veces.

¿Y las gigantescas puertas con las que jugábamos a indios y vaqueros? Habían encogido al menos un par de metros según la tabla de medida guardada en mi memoria desde aquel entonces. ¿Qué le había pasado a la gigantesca salita donde construíamos casas, y fabricábamos coches con pinzas?

Mis recuerdos se habían transformado. Ellos "fueron" de ese modo porque yo y mis circunstancias (era una niña), los guardamos así. Las cosas seguían siendo como eran en aquel entonces, pero al ser más pequeña, mi mente los recordaba distorsionados. Me sentí descolocada. Entré en aquel piso con mi mente de la infancia, con los recuerdos que ella me había procurado, pero no era la misma que yo esperaba ver. ¿Debería desencantarme con mi nueva casa? No era así como la recordaba. La que tenía ante mí era fría y oscura. ¡Pequeñísima! ¿Dónde estaba mi palacio de juegos?

Me sentí desilusionada por unos días, pero aquella no era la solución. Ahora tenía que meter en una caja mis recuerdos tan bonitos de la infancia, para volverlos a ojear de vez en cuando, y empezar a crear vivencias nuevas entre esas paredes, que hiciesen de ella mi hogar, tan especial, con mi mente de adulta.

Por todo esto cuando tu vida te presenta un nuevo reto, como es en este caso aceptar una enfermedad, vuelves continuamente a tus recuerdos, a tu pasado. Te aferras a él y niegas el presente, activando tus mecanismos de defensa. El no ver. Piensas continuamente que "cualquier tiempo pasado fue mejor". Todos tus malos recuerdos se vuelven nimios en comparación a cómo te sientes ahora, afrontando una enfermedad completamente desconocida.

Y ahí estás, volviendo a echar el ancla a tus espaldas, tu mente negándote el paso hacia delante, sugiriéndote que te quedes con los recuerdos que tienes guardados desde hace años. Comparación entre tiempos: es algo inevitable y peligroso.

Claro que todos tenemos recuerdos, reales o ficticios. A veces incluso los construimos cómo nos conviene, como tú quieres que sean. Pero no debemos permitir que no nos dejen ver que lo que es, ES. Y esta es tu realidad desde este preciso momento. Un nuevo reto que te presenta la vida, y tú vas a ser capaz de resolverlo. Para ello tienen que interactuar todos tus pensamientos, y formar un equipo.

Eleva el ancla porque tus buenos recuerdos te ayudarán a llevar, desde ahora, los menos mejores momentos. Apóyate en ellos, y tus peores recuerdos ya no lo serán tanto. Porque sabes que la lucha frente a la enfermedad no será fácil, y será muy dura en muchos momentos. Tienes que tener el convencimiento de que estás preparado para ello.

"LA SALUD CONSISTE SOLAMENTE EN DARSE CUENTA DE QUE LO QUE ES, ES"

¿Cómo poder ayudarte?

En esta etapa te vas a sentir muy sola. Es normal, no te asustes. Una enfermedad desconocida genera innumerables dudas, y quizá pienses desde el principio que no vas a estar preparada. ¡Claro que sí! ¿Cómo TE puedes ayudar?

- No te creas que estás sola. TODOS ante una novedad como ésta, estamos desinformados. Piensa que al igual que tú, tus familiares y amigos no conocen en profundidad la enfermedad. Por lo que la incomprensión que sientes a tu alrededor es pura desinformación. Ellos tampoco saben cómo ayudarte. Cuando no hemos vivido una enfermedad así de cerca, creemos saber qué es pero es sólo de oídas, quizá por algún familiar o amigo lejano que le ha pasado lo mismo. Por este motivo...

- Infórmate. Y no me refiero a que ahora cojas un buscador de internet cualquiera, y empieces a leer a diestro y siniestro creyéndote todo lo que pase ante tus ojos. No. Vete a páginas especializadas y avaladas, o certificadas por su calidad, confirmando, a la vez, con los profesionales sanitarios o con otras personas que hayan superado la enfermedad.

- Aprende, aprende y aprende sobre ELLA. Puedes asistir a charlas informativas sobre cómo mejorar tu calidad de vida como del enfermo. Acude a tu centro médico y solicita información. También puedes informarte en las

Asociaciones de párkinson de tu ciudad, leer libros, noticias... Todo puede ayudarte.

- Muéstrate tal y como te sientes. Ya sé que muchas veces no queremos hacer sufrir a los demás, no queremos que nos vean mal, pero dar rienda suelta a tus emociones va a hacer que te sientas mejor. CRÉEME. Si tienes que llorar, llora, si tienes que estar enfadada hazlo, comparte con tu entorno tus sentimientos. Los demás también necesitarán saber cómo te encuentras, para poder ayudarte.

- La fase de la negación es necesaria. Sin darte cuenta, tu mente reacciona de esta manera para así ganar tiempo, e ir asimilando la realidad que tenemos ante nosotros. Por lo tanto no te preocupes, porque pasar por ella es natural e imprescindible. Lo importante es ir avanzando por todas las etapas, no quedarse estancada en ninguna porque, de ser así, jamás aceptarías la realidad quedando sumida en un sufrimiento constante e innecesario. Por lo tanto,

¡ADELANTE!

"Hace un tiempo a un violinista en Nueva York se le rompió una de las cuerdas de su violín en pleno concierto. En lugar de parar de tocar, decidió adaptar la melodía a las tres cuerdas que le quedaban. Algo realmente
difícil con ese instrumento. Cuando le preguntaron por qué había elegido esa opción y no utilizar otro violín en su lugar, respondió: "hay momentos en los que la tarea del artista es saber cuánto puede llegar a hacer con lo que le queda."

No te fijes en tu cuerda rota, pon atención a todas las que tienes con las que tu vida puede seguir sonando. Lo más seguro es que tu vida no vaya a sonar igual que antes, pero puedes adaptarte a esta nueva situación con el resto de cuerdas que tienes a tu alcance. Eres el artista principal de tu vida.

¿Cuánto puedes llegar a hacer con las cuerdas que te quedan?

CANCIÓN "RESISTIRÉ"

Cuando pierda todas las partidas.

Cuando duerma con la soledad.

Cuando se me cierren las salidas.

Y la noche no me deje en paz.

Cuando sienta miedo del silencio.

Cuando cueste mantenerme en pie.

Cuando se rebelen los recuerdos.

Y me pongan contra la pared.

Resistiré, erguido frente a todo.

Me volveré de hierro para endurecer la piel.

Y aunque los vientos de la vida soplen fuerte.

Soy como el junco que se dobla,

pero siempre sigue en pie.

Resistiré, para seguir viviendo.

Soportaré los golpes y jamás me rendiré.

Y aunque los sueños se me rompan en pedazos.

Resistiré, resistiré.

Cuando el mundo pierda toda magia.

Cuando mi enemigo sea yo.

Cuando me apuñale la nostalgia.

Y no reconozca ni mi voz.

Cuando me amenace la locura.

Cuando en mi moneda salga cruz.

Cuando el diablo pase la factura.

Si alguna vez me faltas tú.

Resistiré.

Canción del Dúo Dinámico.

Entre los amigos de mis padres la cantan como un himno de fuerza para seguir luchando. Escúchala cuando tus fuerzas te flaqueen.

SEGUNDA ETAPA

LA IRA

¿Te sientes identificado con alguno de estos pensamientos?

— ¿Por qué a mí?

— ¡No es justo!

— ¿Por qué nos está pasando esto?

— ¿Por qué él/ella tiene salud y yo no?

Seguramente los sentimientos de ira, rabia, envidia y resentimiento aparezcan en ti. No te preocupes, no te sientas culpable. Has salido de la etapa de negación para darle una nueva forma. Estás avanzando.

Algo muy importante para el cuidador, es que en esta fase el enfermo sentirá que su vida es una auténtica tragedia. Se sentirá enfadado constantemente, los reproches hacia ti serán continuos. Seguramente él te diga que no haces nada bien. Cualquier cosa será el mejor pretexto para lanzar toda su ira contra ti. Serás el blanco perfecto. Pero no es nada personal, no va para nada contigo, te lo aseguro. La peor manera de reaccionar es entrar en su bucle eufórico, y replicar continuamente a todo los reproches del enfermo (sé que no es fácil). De esta manera sólo alimentarás la ira y fomentarás más este tipo de actitud.

El enfermo se convierte en una persona irascible, recrimina constantemente echando la culpa de su situación a la familia, a los amigos cercanos...

La ira es una respuesta a una amenaza externa, en este caso el párkinson, donde debemos luchar para defendernos de ella. Tu mente es sabia y quiere protegerte, está buscando estrategias para la supervivencia del enfermo pero tú debes saber que ningún extremo es bueno.

¿Cómo puedes ayudar a que la ira se suavice o desaparezca?.

Comparto una fábula contigo.

"Había una vez un hombre que perdía fácilmente el control, lo cual dañaba gravemente sus relaciones personales. Harto de su mal carácter, decidió visitar a un sabio para que le aconsejara.

— Venerable — le dijo—, soy muy desafortunado por culpa de mi carácter. Tengo muy mal genio y ataques de ira incontrolables, pero quiero cambiar.

—Para conocerte mejor— respondió el sabio —, necesito contemplar tu furia de cerca.

— ¿Cómo? Ahora no tengo furia.

— Lo haremos así: ahora vete y cuando sientas cólera ven rápidamente para que yo vea cómo se manifiesta en ti.

El hombre regresó a su casa y cuando, unos días después, se impacientó, corrió a visitar al sabio, que vivía en lo alto de una colina.

— Ya he vuelto. — dijo el hombre sofocado—
— Bien, pues enséñame tu enojo.

EL problema era que, mientras subía la colina, su ira había desaparecido.

— Ya no estoy enfadado. — se excusó el hombre.
— En este caso — repuso el sabio—, cuando vuelvas a tener ira, ven más rápido para que pueda ver cómo se manifiesta en ti.

Días más tarde, la furia volvió a poseer al hombre. Como una exhalación, salió corriendo para ver al sabio. Pero cuando llegó agotado a la cima de la colina, ya se le había pasado de nuevo el enfado. Fue regañado por el sabio:

— ¡Tienes que venir más rápido cuando te irrites, de lo contrario no podré ver tu enojo!

Pasaron unos días más y el hombre sufrió un nuevo ataque de furia. Salió corriendo, tanto como sus piernas le *permitían, y llegó a la cima auténticamente extenuado. Una vez más, la ira se había esfumado.*

El sabio le dijo entonces:

> *— ¿Te das cuenta? La ira no te pertenece. No es tuya y por eso la pierdes por el camino. Voy a darte la solución: la próxima vez que la ira quiera poseerte, no la aceptes. ¡Suéltala!"*

Soy conocedora de que todos los consejos que te pueda dar desde nuestra experiencia, a priori pensarás que son imposibles. Pero basta poner un poco de tu parte y de la del enfermo para seguir adelante, y que la calidad de vida de los dos mejore poco a poco.

Todos necesitamos tiempo para asumir la entrada de una enfermedad en casa. Desde la pareja que normalmente suele ser el principal cuidador, la familia o los amigos más cercanos. Es muy importante que el círculo más cercano, tanto del enfermo como del cuidador, esté informado de lo que será bueno para el enfermo o no.

En muchas situaciones yo misma le he propuesto a mi padre, con muy buena fe, actividades para hacer, que lo único que han conseguido es desquiciarlo y ponerle nervioso, hasta el punto de enloquecer por no poder llevar la actividad a su fin.

No tengamos miedo a comunicar a nuestras personas cercanas, la verdadera situación del enfermo.

Hablemos de sus limitaciones, advirtamos de los comentarios que debemos evitar hacer delante de ellos, enumerar las actividades que deben obviar, no fomentar comportamientos que nosotros podemos gestionar bien con nuestra mente sana, pero un enfermo de párkinson, que no gestiona bien sus impulsos ni sus actuaciones, NO.

Sin darnos cuenta, de algo aparentemente gracioso, podemos conseguir que el enfermo entre en una situación verdaderamente comprometida, por no saber gestionarla correctamente.

No hay que desesperar, pero aconsejo que nos adelantemos a estas situaciones y vayamos informando de lo que no se debe hacer o decir delante del enfermo, para no perjudicar en su vida diaria.

Reorganizar y volver a conocer a nuestra persona enferma necesita un tiempo de acople.

Te pondré un ejemplo sobre mí misma. Con el afán de que mi padre estuviera entretenido, en su etapa de la fotografía se pasaba horas y horas haciendo fotos a todo lo que le gustaba. Pues bien, le comenté que se bajara una aplicación para poner filtros a las fotos y marcos, con el fin de que mejorara sus fotos que tanto le gustaban.

Seamos conscientes de que su mente está ralentizada. Si a mí ya me cuesta aprender a gestionar una aplicación a base de ensayos y errores, porque no sé cómo funciona, imaginaros a una persona con la enfermedad de Parkinson que le cuesta pensar, que no recuerda si ha pinchado en un icono o no, que se obsesiona con lo que quiere hacer, que no controla sus impulsos, y lo intenta una y mil veces.

En qué mala hora se lo planteé. Finalmente opté por borrarle la aplicación con el considerable enfado de él, porque no entendía que no pudiera utilizarla. No era consciente de las horas que empleaba haciendo continuamente lo mismo, y las noches de sueño que había perdido intentando hacer lo que nunca conseguía. Ellos necesitan actividades mucho más relajadas y que puedan controlar fácilmente.

Por todo esto es muy importante expresar lo que estamos viviendo en casa. Hablar, compartir con las personas cercanas lo que el enfermo necesita y lo que NO necesita para poder mejorar su calidad de vida. Sobre ti, el cuidador, que eres el que va a tener que acompañarle en todo el proceso (serenos y con las arcas llenas de paciencia), el máximo tiempo posible.

Para el enfermo y mucho más para ti (el cuidador) es muy importante tener *un apoyo de red social* bien sea con

51

los amigos de toda la vida, amigos recientes de la asociación de enfermos, vecinos, familia…

El apoyo es fundamental para llevar mucho mejor este tipo de enfermedad. La comprensión, es la que te va a llevar a manejar mucho mejor la situación en casa.

Otro de los consejos que te doy, es que salgáis a *hacer ejercicio.*

Es la mejor terapia depurativa natural que hay. ¡IMPORTANTE! Aunque sea una vuelta pequeña por vuestra calle, pequeños trayectos por voluntad u obligados. Marcarse media horita al día en la cual sí o sí, estemos como estemos (el enfermo o tú) saldréis a oxigenaros que buena falta seguramente os hará. El contacto con el exterior es primordial para que el mal humor se desvanezca, o al menos, aminore el rumbo directo al estallido.

Otra actividad recomendable son las *clases de yoga, tai chi o meditación.* Según en qué fase esté el enfermo podrá aguantar este tipo de terapias o no.

Entenderme bien lo de "aguantar". A un enfermo de párkinson le es mucho más complicado estarse quieto y aún más controlar un cuerpo desobediente. Forzar mucho al enfermo para que cumpla como una obligación con estas terapias, le puede resultar más un estallido de nervios que otra cosa. Mi padre empezó a hacer clases de yoga, pero quizá demasiado tarde. Sólo hizo unas tres sesiones, pero para él eran ya agotadoras y no conseguía el propósito de la terapia que era relajarse.

¡Pero para ti son perfectas! *OJO, si te es posible no tardes en emprenderlas*. No esperes a estar a punto de estallar para aprender a respirar y serenarte. No hay que llegar a esos extremos porque, seguramente, cuando ya estés que trines, no te apetecerá emprender nada y menos una terapia en la que vas a necesitar ante todo concentración y mente plana.

El párkinson es una enfermedad dura para el cuidador, con lo cual cuanto antes emprendas terapias o actividades en las que aprendas a controlar tus emociones, mucho mejor. Nada estará de más para este fin. Pero insisto que, ya que tienes la suerte de que alguien te lo diga con antelación, no esperes a estar totalmente fuera de ti para emprender nada porque si no nunca lo harás y caerás en el mismo pozo de desesperación que el enfermo.

La enfermedad tiene un proceso, con lo cual los primeros años van a ser de cambios leves en su comportamiento; pero conforme vaya pasando el tiempo, cada vez serán cambios más acusados y vuestro día a día será más pesado para vosotros. Así que ANTICÍPATE y dedícate a hacer algo que te guste, como el yoga, hacer cerámica, pintar, pasear, salir con amigas, al gimnasio, etc…

Aprovecha y decídete ahora, si es que la enfermedad está empezando, y si no es así, nunca es tarde para dar un empujón y empezar algo que te guste. Intenta tener al menos una horita para ti, para pensar en otras cosas, salir de tu casa, cuidarte, ya que si te descuidas, no podrás afrontar la enfermedad de tu pareja o familiar con el mismo espíritu.

Una de las cosas que mi padre ha logrado mantener hasta ahora para controlar su enfado y nerviosismo, ha sido el pintar mandalas.

Desde que se lo dije, no ha parado de buscar en internet y pintar decenas de ellos. El colorear relaja muchísimo. ¿Cuánto tiempo hace que tú tampoco lo haces? Haz la prueba.

Coge cualquier color y colorea un dibujo cualquiera. ¿En qué piensas? EN NADA. Simplemente en qué color cojo, cuál quedará bien ahora, este color lo he repetido, voy a pintar con otro... Y si a esto lo acompañas con música relajante, puedes encontrar tu momento más bonito y relajante del día.

Te animo a que lo intentes. ¡Vamos! No pierdes nada. En internet puedes encontrar infinidad de ellos: de múltiples figuras, animales, flores... también venden libros específicos en los que puedes encontrar láminas preciosas.

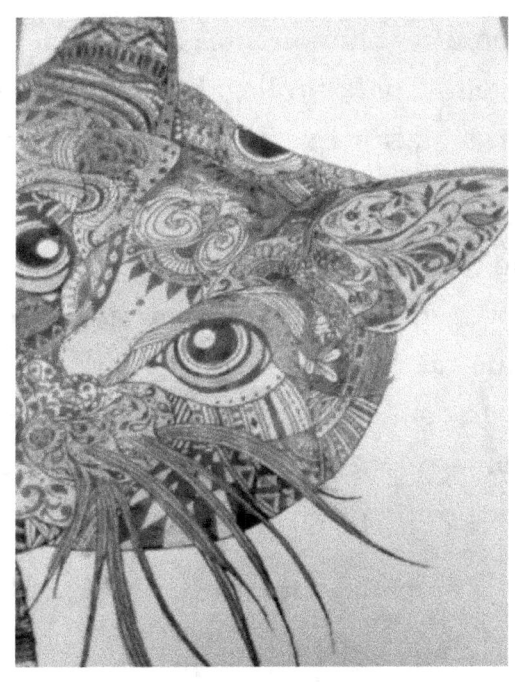

Mandala coloreado por mi padre en 2017

Tengo que recalcar en estas fases ya relevantes, la importancia de la *ayuda médica profesional.* Mi padre está controlado cada 6 meses, tanto por su neurólogo como por su psiquiatra.

Es importante que sigamos las recomendaciones de sus médicos, tanto por la toma de su medicación, como por un buen apoyo psicológico de un profesional. Puede parecer que en los primeros meses no le hace falta al enfermo, que lo lleva bien, pero es importante que desde el principio recurramos a ellos, para no llegar al extremo de vernos de repente en una situación que no sepamos gestionar.

Lo mismo te digo a ti. Fuera el tabú de que yo soy fuerte, puedo con esto y no me hace falta acudir a un psicólogo, por ejemplo. Te vas a encontrar con diferentes situaciones que no vas a saber gestionar al momento. Con cambios de personalidad que te van a dejar confundido, y necesitarás contárselo a alguien con experiencia en el tema, para que te guie cómo resolverlas.

Acude a tu médico de cabecera y exponle la situación para que te dé el apoyo psicológico necesario, para cuidadores de enfermedades degenerativas.

Comunícate. Habla de tus miedos, los cambios del enfermo, informa a los amigos de tu nueva situación para que puedan ayudarte. *Asiste a charlas informativas sobre enfermedades* degenerativas. No tengas miedo, lo que es, ES y ahora es el momento de aprender para estar mejor.

Acude a las asociaciones de párkinson donde vas a encontrar ayuda. El enfermo va a tener diferentes actividades y terapias, donde va a conocer gente nueva con su mismo problema. Lo mejor que ha conseguido mi padre estos últimos años, son sus amigos de la Asociación Juntos contra el párkinson.

Todos los martes quedan para almorzar, juegan al pin pon, van a cantar al Karaoke, hacen musicoterapia, gimnasia, logopedia...

A ellos les da vida y a ti también, porque te da la oportunidad de conocer a otros cuidadores con los mismos problemas que tú tienes ahora, o que ya has pasado. Podéis ayudaros y como no, también hacer bonitas amistades.

ACTIVIDADES PROPUESTAS

- *No tengas miedo a comunicar a tus personas cercanas, la verdadera situación tuya y la del enfermo.*

- *Reorganizar y volver a conocer a nuestra persona enferma necesita un tiempo de acople. No impacientes.*

- *El apoyo de amigos y familiares es fundamental, no te separes de ellos. Cuenta con ellos en tu vida.*

- *Haz ejercicio. El contacto con la Naturaleza es muy depurativo.*

- *No pierdas de vista tu círculo. Sigue emprendiendo tus actividades, si te has desconectado de ellas no tardes en emprenderlas otra vez.*

- *Pide ayuda profesional. Acude a un psicólogo que te marcará pautas para mejorar tu calidad de vida y la del enfermo. Si tú estás bien, él también.*

- *Comunícate.*

- *Acude a las asociaciones de párkinson. Ellos saben perfectamente cómo ayudarte, y para el enfermo hay actividades muy interesantes.*

*Te lo pongo fácil: al final del libro encontrarás un listado con todas las asociaciones de párkinson de España. Elige la de tu ciudad e infórmate.

¿Te sientes deprimido?

Es normal

¿Tienes ganas de llorar?

Es normal.

¿No te apetece hacer absolutamente nada?

Es normal.

¿Piensas que no serás capaz de vivir el resto de tu vida con la compañía de su enfermedad?

Es normal… y no es verdad. Más adelante te lo justifico.

¿Tienes la sensación de que ya no sirves para nada?

Es normal y nuevamente, no es cierto. Es verdad que muchas de las cosas que hacías antes ya no las puedes hacer, pero te encantará descubrir la de infinidad de cosas nuevas que SÍ puedes emprender…Pero no te apetece, ¿verdad?

Es normal.

¿Verdad que estás renunciando a cosas que te encantaban hacer, porque no encuentras la alegría en nada?

Es normal, si has dejado de hacer uno de mis dos consejos. Vuelve a leer tu círculo y empieza por lo que menos esfuerzo te suponga.

¿Te cuesta?

Es normal. Las cosas por sí solas no suceden. Tienes que poner de tu parte.

Todas estas cuestiones y seguro que muchas más, son normales en tu tercera etapa al camino de la aceptación. ¡Vas avanzando! Estás adaptándote emocionalmente a tu nueva situación. No decaigas que vas muy bien.

Seguramente vuelvas a echar el ancla a tus espaldas, y empieces a pensar que la vida no está siendo como habías planeado, pero te aseguro que puede ser MUCHO mejor a como la estás viviendo ahora. A como piensas que es ahora.

Volviendo a la etapa de la Negociación, mi padre la tuvo muy marcada. En este momento, piensas en hacer cualquier cosa que consiga paliar o minimizar los impactos de la enfermedad en tu vida.

Quieres "negociar" con tu suerte, Dios, la vida... para que se apiade del enfermo y de ti, y de esta manera, conseguir que la enfermedad no avance, o que no te haga sufrir tanto, que el próximo pronóstico sea mejor, que en la siguiente visita la medicación se la bajen… Los motivos dependerán de cada uno y sus necesidades.

Mi padre intentó negociar con su suerte haciendo bastones. Regaló decenas de ellos, hechos a mano, pese a sus problemas de movilidad. Eran de auténtica madera de olivo. Los secaba, los lijaba, les daba forma… Auténticas obras de arte. Los regalaba a desconocidos, amigos, familiares a los que les eran útiles o por mero recuerdo.

Uno de ellos fue a parar a la Virgen de Cortes. Mis padres tienen la promesa de ir a visitarla una vez al año y allí fueron a dejarle uno a sus pies, como ofrenda para que les ayudara en la mejoría de mi padre. Ese fue un intento de negociación con la vida, una manera de hacer un trato con ella según sus creencias.

Seguramente tus pensamientos en esta etapa serán del tipo:

— qué podría haber hecho para que esta situación no se produjera.

— qué alimentos le han podido perjudicar.

— No tenía que haberle dejado ponerse tan nervioso en el trabajo.

— Si hubiera dejado el trabajo esto no hubiera pasado…

Nada de lo que ocurre en estos momentos es culpa tuya. NADA. Es normal que en esta etapa sientas culpa, e incluso quieras culpar a otros de lo sucedido. Esta es una débil línea de defensa para protegernos de una realidad dolorosa.

Lo primero que tienes que entender es que la enfermedad no es ningún tipo de castigo por algo que hiciste mal. NO HAS HECHO NADA MAL. Es una de las miles de enfermedades que forman parte de la vida. Te alegrará saber que esta etapa suele ser la más corta de todas pero, por el contrario, sientes ya agotamiento, porque seguir lidiando para aliviar el dolor es cansado tanto para la mente como para el cuerpo. Seguramente los que están a nuestro alrededor nos verán sufrir, pero es importante que te dejen lidiar con tus emociones y experimentar los sentimientos, para que poco a poco, puedas enfrentarte a la realidad.

No pierdas de vista seguir conectado con las actividades que te gustan (tu círculo), y con las personas que están contigo en estos momentos.

LA DEPRESIÓN

"No te rindas"

No te rindas, aún estás a tiempo

de alcanzar y comenzar de nuevo,

aceptar tus sombras, enterrar tus miedos,

liberar el lastre, retomar el vuelo.

No te rindas que la vida es eso,

continuar el viaje,

perseguir tus sueños,

destrabar el tiempo,

correr los escombros y destapar el cielo.

No te rindas, por favor no cedas,

aunque el frío queme,

aunque el miedo muerda,

aunque el sol se esconda y se calle el viento,

aún hay fuego en tu alma,

aún hay vida en tus sueños,

porque la vida es tuya y tuyo también el deseo,

porque lo has querido y porque te quiero.

Porque existe el vino y el amor, es cierto,

porque no hay heridas que no cura el tiempo,

abrir las puertas quitar los cerrojos,

abandonar las murallas que te protegieron.

Vivir la vida y aceptar el reto,

recuperar la risa, ensayar el canto,

bajar la guardia y extender las manos,

desplegar las alas e intentar de nuevo,

celebrar la vida y retomar los cielos.

No te rindas por favor no cedas,

aunque el frío queme,

aunque el miedo muerda,

aunque el sol se ponga y se calle el viento,

aún hay fuego en tu alma,

aún hay vida en tus sueños,

porque cada día es un comienzo,

porque esta es la hora y el mejor momento,

porque no estás sola,

porque yo te quiero.

Poema contra la depresión atribuido a Mario Benedetti.

YO

Tenía 18 años cuando conocí lo que era la depresión. Creo que duró como unos 3 años más o menos. Realmente el motivo de caer en ese agujero no te lo podría decir, es algo muy característico de las depresiones, no sabes cuál es el motivo que te ha llevado a esa situación. Es el conjunto de millones de cosas que te hablan en la mente, diciéndote que nada puedes y todo es malo.

Puedo suponer que lo que más me afectaba, era el no saber hacia dónde tenía que dirigir mi vida. Con 18 años se supone que ya tienes que tener las ideas claras, conocer perfectamente en qué ibas a querer trabajar el resto de tu vida, organizar tus planes de futuro, estudiar la profesión perfecta (¿cuál?)… Yo no tenía absolutamente nada claro. Ni sabía qué estudiar, ni en qué quería trabajar, ni siquiera para qué valía.

En aquel entonces era profesora de piano, con un pánico escénico aterrador que me hizo abandonar un puesto de trabajo que me gustaba, ganaba algún dinero y sobre todo me permitía seguir estudiando el instrumento.

Fue el segundo año de estar trabajando dando clase de piano a los niños, cuando me dijeron que al año siguiente tendría que tocar en el festival de final de curso, para que los padres de mis alumnos vieran cómo tocaba su profesora. Algo completamente normal.

Pues se me cayó el mundo encima, y 4 meses antes de terminar el curso abandoné el puesto. Me era imposible pensar que tendría que enfrentarme al escenario, con cientos de ojos clavados en mí, y sobre todo, sabiendo que los padres iban a verme con las expectativas muy altas. Porque claro, yo era la profesora y debía tocar la pieza de manera espectacular. Algo también, completamente normal. Esto me dejó totalmente perdida.

Después de tres años dejando que mi mente se apoderara de mí, diciéndome que no valía para nada, un día mi madre (protagonista de este libro) me dio el mejor bofetón psicológico de la historia.

Recuerdo que iba subiendo las escaleras de mi casa y me dijo: "Tenemos que hablar".

Entramos en mi habitación y me dijo:

— "Yo no quiero un fantasma en casa. Creo que es el momento de que tomes decisiones. Llevas desde los 12 años pegada a tu piano pero yo creo que por pura inercia. No te está haciendo ningún bien. Tienes que dejarlo y salir a la calle, a buscar lo que te dé la gana, pero antes debes soltar lo que te está matando. En la vida tomamos decisiones y no por haberlas tomado son tuyas para siempre. Puedes dejarlas, no pasa nada. Podrás equivocarte millones de veces y seguirá sin pasar absolutamente nada. No estás en este mundo para contentar a nadie. No tienes que cumplir las expectativas de nadie, sólo las tuyas". - Quedamos en silencio.

Creo que fue la primera vez en mucho tiempo que escuché hacia afuera. Llevaba en bucle conmigo misma muchísimo tiempo.

Y así fue. Recuerdo perfectamente el día en que cerré la tapa del piano. Sentí tristeza y alivio a la vez. Desde aquel día, nunca la volví a abrir y empecé a buscarme hacia afuera.

Si te encuentras también girando sobre ti mismo y no encuentras salida, te diré que lo que más va ayudarte va a ser lo que menos te apetece hacer: ACTIVARTE.

Yo creo que mi madre no ha entrado en el bucle porque ella no se lo ha permitido. Ha tenido y tiene motivos para deprimirse, pero no ha parado quieta ni un segundo, ha jugado al despiste con la depresión, y ésta nunca le ha alcanzado.

Así que si estás en esta etapa dura, pero cerca de la aceptación de la enfermedad, llénate de esfuerzo, MUCHO esfuerzo y sal hacia fuera de ti. ¿Cómo lo puedes conseguir?

Vamos a empezar por algo que sea relativamente sencillo para ti. Piensa en alguna cosa que te vaya a hacer sentir un "poquito" mejor. Algo que no te suponga mucho esfuerzo, pero te haga ilusión o simplemente sea lo que menos te cueste hacer. Puede ser ir al cine, comerte un gofre, darte un baño caliente, irte a la playa a tomar el sol...

Elige una de esas cosas que sólo con pensarlas, la media sonrisa reaparezca en tu cara.

¡Muy bien! Ya hemos cogido el principio del camino.

En este momento en el que has conseguido hacer una de las cosas que te motivan te propongo un ejercicio.

Coge papel y boli. Ahora anota todas las actividades que hacías antes de estar deprimido en la hoja. Por pequeña que te parezca una de tus hazañas, es importante que la anotes. Puede ser el número que quieras, cuantas más mejor. Te sorprenderá la de cosas que puedes hacer y así reencontrarte con tu YO de antes.

Una vez tengas confeccionada tu lista, numéralas de mayor a menor importancia según tu ánimo. La número uno, será la que más te apetezca hacer, y la veinte (por ejemplo) la que menos.

De esta forma conseguimos saber, cuáles de ellas te van a suponer menos esfuerzo en realizarlas.

¡Perfecto! Ahora coge las cinco primeras y esas van a ser tus tareas. ¡Genial!

Márcate para cada tarea un día específico. Es importante marcarte un día concreto y tener el compromiso de cumplirlo, de no ser así, nunca será el día idóneo para hacerlo. Siempre tendrás excusas para no conseguir tu propósito, que es empezar a andar hacia ti mismo.

Siguiendo por el camino de la aceptación, lo siguiente será cambiar los pensamientos negativos de esa cabecita que no deja de atormentarse. Necesitamos cambiar el diálogo con nuestros pensamientos. Seguro que lo más bonito que nos decimos es:

— Mi vida no tiene sentido.
— Todo lo malo me tiene que pasar a mí.
— No valgo para nada.
— No sé qué me pasa pero no me apetece estar de otra forma.
— Sólo me apetece dormir.
— Y muchos, muchos más…

Por lo tanto vamos a POSITIVIZAR LOS PENSAMIENTOS. Tienes que aprender a identificar los pensamientos negativos que te vienen a la mente de manera automática, para poder transformarlos en pensamientos lógicos y positivos.

Por ejemplo:

PENSAMIENTO AUTOMÁTICO

—Soy un desastre, ya sabía yo que la comida se me iba a quemar hoy. Si es que ni para hacer lentejas sirvo.

PENSAMIENTO POSITIVO

—Hoy no era un buen día para hacer lentejas. De tantas cosas no me puedo ocupar. Hoy hago una ensalada y listo.

Lo ideal es que vayas tirando balones fuera. No te los quedes todos para ti. Con la de cosas en las que nos ocupamos diariamente, nos podemos permitir el equivocarnos o fallar en algunas, y no por ello somos un desastre ni tienes que autodestruirte. A veces nuestra actitud antes las distintas situaciones, es la que nos van clavando más en el agujero.

Al pensamiento positivo se une la eliminación de la autocrítica.

Te propongo otro ejercicio.

Durante un solo día vas a anotar en un papel todas las críticas que te haces a ti mismo. Una por una, no te importe tener que parar de hacer la actividad que estés haciendo para anotarlas. Es importante. Por pequeñas que parezcan anótalas. Por ejemplo:

— Soy lo peor.

— No valgo para nada.

— Para qué voy a salir con lo espantosa que me siento.

— Paso de hacer nada, total, seguro que me sale fatal.

— Mira qué pintas llevo.

— ¿Por qué me tiene que pasar todo lo malo a mí?...

Al finalizar el día y cuando te vayas a acostar, deja tu anotación en la mesita de noche y descansa todo lo que puedas. A la mañana siguiente nada más levantarte, lo primero que vas a hacer es coger la nota, buscarte un sitio tranquilo y a una hora que sepas que nadie te va a molestar, e imagina lo siguiente:

Visualiza a la persona que más quieras en este mundo frente a ti y dirigiéndote a ella dile todo lo que anotaste el día anterior en voz alta. Despacio. Frase por frase, crítica a crítica. Sintiendo cada palabra.

Me gustaría que antes de que siguieras leyendo pusieras en práctica este ejercicio para que por ti mismo, sin que yo te lo cuente, sintieras el resultado.

¿Lo hiciste? Duro, ¿eh? ¿Cómo te has sentido? Seguro que te parece muy cruel todo lo que le has dicho a esa persona que tanto quieres.

— Es que él/ella no se lo merece (piensas).

- No puedo decirle estas cosas (vuelves a pensar).
- Ella (o él) no es así (sigues pensando).
- Con lo que yo le quiero ("repiensas").

¿Verdad que nadie se merecería que le dijeras esas palabras tan crudas? Cualquier persona ante este tipo de afirmaciones se hundiría, pudiendo llegar a despreciarse. ¿A que sí?

Y entonces… ¿por qué tú sí te las dices?

Cambiemos el pronombre personal del anterior diálogo interior.

- Es que YO no me lo merezco (debes pensar).
- YO no puedo decirme estas cosas (vuelves a pensar).
- YO no soy así (sigues pensando).
- Con lo que YO me quiero ("repiensas").

Con este ejercicio te doy dar a entender, que tienes que empezar a aprender a hablarte a ti mismo de manera respetuosa. Al fin y al cabo, como le hablarías a la persona que más quieres, que desde éste momento vas a ser tú. De esta forma iremos reforzando la autoestima que has ido perdiendo con el tiempo, para estar más fuerte y poder sobrellevar mejor la situación.

Convivir con un enfermo de párkinson es algo muy duro, estresante, absorbente y si no estás fuerte, la enfermedad te arrastra hacia ella con muchísima fuerza. Para los enfermos, la depresión está ligada a su enfermedad.

Es comprensible, tanto por la medicación como por la nueva situación limitante a la que se enfrentan. No les es fácil sobrellevar la situación y acaban por hundirse.

Tú no te puedes hundir con el enfermo, porque te necesita más fuerte que él. Es algo de lo que no puedes escapar y a lo que debes enfrentarte con firmeza y seguridad. Sólo con un profundo amor hacia ti mismo, conseguirás entenderte a él, y su enfermedad.

Estrategias hay muchas más para lograr salir de la depresión. Estas que te comento no son la panacea para salir de ella, seguramente necesites ayuda de un terapeuta que te haga seguimiento, o incluso medicación.

Que no te asuste. Cuando no hace falta, mejor. Pero si estás en un momento en que te es imposible hacer frente a las cosas, soy totalmente partidaria de utilizar todos los caminos necesarios para tu propio bienestar y el de los tuyos. No estamos aquí para sufrir, eso sí, siempre con control y supervisión por parte de especialistas. Nada de lo que me dice mi vecina, mi amiga o la frutera (con todos mis respetos) se debe tener en cuenta.

Mi madre finalmente aunque no quería, se resistía una y otra vez, recurrió a la ayuda médica porque le era imposible conciliar el sueño. Sus guardias de veinticuatro horas eran para matar a cualquiera.

Soluciones hay, elige la que más te pueda ayudar.

EJERCICIOS PROPUESTOS

- *Escucha hacia afuera. Abre tus oídos a los mensajes de tu entorno. Deja de escucharte tanto, al menos mientras no tengas algo bonito que decirte.*

- *Tira balones fuera. No tienes tú la culpa de todo, todas las consecuencias no son por tus actos, date una tregua y no te autodestruyas.*

- *Háblate bonito. ¿Acaso te mereces hablarte como no hablarías a quién tú más quieres? ¡Esa eres tú y nadie más que tú!*

- *Date cuenta que debes dejas de girar sobre ti misma. Sal del bucle, cambia la órbita, date hacia afuera y descubrirás todo lo que eres capaz de hacer.*

- *¿Te acuerdas lo que te dije al principio de no perder tu círculo? ¿No lo has perdido de vista, verdad? No lo sueltes.*

Te voy a compartir un fragmento de uno de mis libros favoritos. "Martes con mi viejo profesor". Si no lo has leído, te aconsejo que sea una de tus tareas pendientes. Está basado en hechos reales, es muy fácil de leer y engancha desde el principio por su humanidad.

Trata sobre un alumno que busca el encuentro con un viejo profesor de universidad, con el que estudió. Mitch, uno de los dos protagonistas, quería recibir una última clase con su maestro. Al encontrarlo, descubre que padece una grave enfermedad terminal (ELA).

Los martes son los días que eligen para esta última asignatura, que es la de LA VIDA. Es un relato iluminador que hace que te plantees cuestiones esenciales y no te dejará impasible.

"Morrie me habló de sus momentos más terribles, cuanto sentía el pecho bloqueado con ataques de tos o cuando no sabía si volvería a respirar. Eran momentos horribles, decía, y sus primeras emociones eran el terror, el miedo, la angustia. Pero cuando llegó a reconocer la sensación de esas emociones, su textura, su humedad, el escalofrío por la espalda, el sofoco que te recorre el cerebro, entonces fue capaz de decirse: "Está bien. Esto es miedo. Apártate de él. Apártate.

Pensé en la frecuencia con que era necesario esto en la vida diaria. En cómo nos sentimos solos, a veces hasta el borde de las lágrimas pero no dejamos salir esas lágrimas porque no debemos llorar. O en cómo sentimos un arrebato de amor por nuestra pareja, pero no decimos nada porque nos paraliza el miedo a las consecuencias que pudieran tener esas palabras sobre la relación de pareja.

El planteamiento de Morrie era exactamente el contrario. Abre el grifo. Lávate con la emoción. No te hará daño. Sólo puede ayudarte. Si dejas entrar el miedo, si te lo pones como una camisa habitual, entonces podrás decirte a ti mismo: Bueno, no es más que miedo, no tengo que dejar que me controle. Lo veo por lo que es.

Lo mismo pasa con la soledad: te dejas llevar, dejas salir las lágrimas, la sientes por completo, pero al final eres capaz de decir: Bueno, éste ha sido mi momento con la soledad. No tengo miedo a sentirme solo, pero ahora voy a dejar de lado esa soledad y sé que hay otras emociones en el mundo, y voy a vivirlas también".

¿Qué te quiero decir con esto?

No tengas miedo de tus emociones. Todas y cada una de ellas tienes que sentirlas, todas tienen su función. Date cuenta de ellas y suéltalas.

QUINTA ETAPA

LA ACEPTACIÓN

¿Qué pasaría si planeas un viaje a Italia y cuando el avión aterriza te dicen: "Bienvenido a Holanda" ¿Holanda?, dirías tú. ¿Cómo que Holanda? ¡¡¡Yo contraté un viaje a Italia!!! ¡Se supone que estoy en Italia!. Pero no, ha habido un cambio de plan en tu vuelo. Has aterrizado en Holanda. Y allí tienes que quedarte.

Comparto contigo un ensayo que escribió Emily Pearl Kingsley "Bienvenido a Holanda" a raíz del nacimiento de su hijo con Síndrome de Down. Es una manera de hacernos entender, cómo se siente alguien con una situación como la tuya, en la que tienes a tu cargo un enfermo con necesidades especiales.

Ella emplea una metáfora de la emoción de sus vacaciones en Italia, que se convierte en decepción, cuando el avión aterriza en su lugar en Holanda. Me parece una bonita manera de hacernos entender de qué manera tienes que cambiar la perspectiva de tu vida.

Tener un bebé es como planear unas vacaciones fabulosas en Italia. Compras un montón de guías y haces tus maravillosos planes. El coliseo, el David de Miguel Ángel. Las Góndolas de Venecia. Puede que aprendas algunas frases útiles en italiano. Es todo muy emocionante.

Después de meses de ansiosa anticipación, finalmente llega el día. Preparas tus maletas y allá vas. Varias horas más tarde el avión aterriza. La azafata viene y dice: "Bienvenido a Holanda".

— *¿Holanda?—dices—. ¿Cómo que Holanda? Yo me embarqué para Italia. Se supone que estoy en Italia. Toda mi vida he soñado con ir a Italia.*

— *Pero ha habido un cambio en la ruta de vuelo. Han aterrizado en Holanda y aquí se debe quedar.*

Lo importante es que no te han llevado a ningún lugar horrible, asqueroso y sucio, lleno de pestilencia, hambruna y enfermedad. Simplemente es un sitio diferente.

Así que tienes que salir y comprarte nuevas guías. Y tienes que aprender una lengua completamente nueva. Y conocerás a un grupo entero de gente que nunca habrías conocido.

Simplemente es un sitio diferente. Camina a un ritmo más lento que Italia, es aparentemente menos impresionante que Italia. Pero cuando, después de haber estado un rato allí, contienes el aliento y miras alrededor, empiezas a notar que en Holanda hay molinos de viento. Holanda tiene tulipanes. Holanda tiene incluso a Rembrandt.

Pero todo el mundo que conoces está muy ocupado yendo y viniendo de Italia y todos presumen muy alto de qué maravillosamente se lo han pasado en Italia. Y, durante el resto de tu vida, dirás: "Sí, ahí era donde se suponía que yo iba. Eso es lo que había planeado".

Y ese dolor nunca, nunca, nunca, se irá, porque la pérdida de ese sueño es una pérdida muy importante.

Pero si te pasas la vida quejándote del hecho de que nunca llegaste a Italia, puede que nunca tengas libertad para disfrutar de las cosas, muy especiales, maravillosas, de Holanda.

Fuente:www.inspirulina.com

Párate a pensar unos instantes. ¿Quieres echar el ancla y quedarte en la desgracia de no haber ido a Italia?, ¿tener una vida como la de antes que ya no existe?, ¿que tu pareja sea el de antes? (que ya no lo va a ser), ¿añorar las diferentes actividades que hacías antes juntos? (que ya no las podéis hacer)…

¿O por el contrario disfrutamos de nuestro viaje inesperado a Holanda?

Llegados a este punto, no es ningún misterio el decirte que el Parkinson ya no se va a ir de tu vida hasta que el destino lo decida, bien por ella o por otros motivos que nada tengan que ver. Todos estamos expuestos al mismo fin.

Esta enfermedad no es algo que mejore, que desaparezca… Esta es tu realidad y tú eres la que va a tener que convivir con ella. Así que, en la medida que te sea posible, ¿no crees que es preferible disfrutar de Holanda? A tu ritmo, poco a poco, según tú lo vayas sintiendo.

Aceptar la enfermedad no significa que tengas que estar de acuerdo con lo que te ha pasado. La aceptación es asumir tu nueva vida, asumir que debes aprender a vivir en ella. A mi madre tengo que decirte que le está costando muchísimo. No es nada sencillo asumir algo así, pues tienes que interiorizarlo tan profundamente que cuesta encontrar el final del camino.

Las etapas que te he descrito, estipuladas por la psicología hacia el proceso de aceptación, son meras orientaciones y no tienen por qué ser correlativas o con el mismo orden en todas las personas. Hay quien de la negación pasa a la negociación, luego vuelve a la ira…

Cada persona vive sus emociones de manera diferente, según sus circunstancias, creencias, sentimientos... Por lo que no te asombres si tu camino tiene orden diferente a los capítulos de este libro. Lo importante es que consigas saltar todos los obstáculos.

Después de haber pasado por todas las etapas anteriores, es necesario que te des cuenta de que malgastar tu energía contra la realidad pura y dura, no tiene sentido. ¡Claro que tendrás días de bajones, desespero y tristeza! Permítete tenerlos, porque te ayudarán a soltar ese lastre que tanto te pesa. Pero una vez estas emociones hayan cumplido su misión, deberás soltarlas y mirar hacia adelante.

Que haya estas cinco etapas estipuladas para pasar un duelo, no quiere decir que sea un patrón inamovible, o que necesariamente tengas que pasar por esto.

Cada persona según sus emociones y personalidad, vive las situaciones de diferente manera. Por esto hay quien lleva mejor su vida aun teniendo una desgracia y otras en cambio, nunca logran superarlas. Lo bueno de pasar por cada una de ellas, es que llegarás a aceptar tu nueva vida con mucho mejor estado de ánimo y de forma más rápida.

No hay nada como desnudar las emociones y abrirnos hacia afuera

A MODO DE RECORDATORIO

Te voy a recordar todos los humildes consejos que te he ido dando, para ir superando día a día la nueva vida, que con ímpetu y motivación, seguro que encontrarás la manera de hacerle frente.

"La salud consiste en darse cuenta de que lo que es, es". *Jorge Bucay.*

"No tengas miedo a comunicar a tus personas cercanas, la verdadera situación tuya y la del enfermo".

"Reorganizar y volver a conocer a nuestra persona enferma necesita un tiempo de acople. No impacientes".

"El apoyo de amigos y familiares es fundamental, no te separes de ellos. Cuenta con ellos en tu vida".

"Haz ejercicio. El contacto con la Naturaleza es muy depurativo".

"No pierdas de vista tu círculo. Sigue emprendiendo tus actividades, si te has desconectado de ellas no tardes en emprenderlas otra vez".

"Pide ayuda profesional. Acude a un psicólogo que te marcará pautas para mejorar tu calidad de vida y la del enfermo. Si tú estás bien, el enfermo también".

"Comunícate. Expresa tus preocupaciones y limitaciones".

"Visita las asociaciones de párkinson. Ellos saben perfectamente cómo ayudarte, y para el enfermo hay actividades muy interesantes".

"Escucha hacia afuera. Abre tus oídos a los mensajes de tu entorno. Deja de escucharte tanto, al menos mientras no tengas algo bonito que decirte".

"Tira balones fuera. No tienes tú la culpa de todo, todas las consecuencias no son por tus actos, date una tregua y no te autodestruyas".

"Háblate bonito. ¿Acaso te mereces hablarte como no hablarías a quién tú más quieres? ¡Esa eres tú y nadie más que tú!"

"Date cuenta que debes dejas de girar sobre ti misma. Sal del bucle, cambia la órbita, date hacia afuera y descubrirás todo lo que eres capaz de hacer".

"¿Te acuerdas lo que te dije al principio de no perder tu círculo? ¿No lo has perdido de vista, verdad? No lo sueltes".

SEGUNDA PARTE

LAS CARTAS

"Las cartas no son más que un trozo de papel. Aunque se quemen, en el corazón siempre queda lo que tiene que quedar; por más que las guardes, lo que no tiene que quedar desaparece."

HARUKI MURAKAMI

MI MADRE

Hoy es un día caluroso como tantos otros aquí en Valencia.

Hoy me levanté sin ganas de nada, sólo quería fijar la mirada en un punto y dejar de pensar.

Y aquí estoy, sentada sobre la arena de la playa mirando al horizonte.

Mi lugar favorito. Ese lugar que no me pregunta, no me habla y a la vez me transmite tantas cosas. Paz, silencio, inmensidad, calma, soledad… Arena mullida donde poder aposentar todo mi yo, en un primer momento inquieto, y finalmente tranquilo. Esa arena que adquiere mi forma para darme cobijo y nunca me necesita. Se acopla a mí y yo no a ella. Siempre… sin pedírselo… sin pedirme permiso.

Un día más me acoge mi playa. Siempre recurro a ella en momentos como este en los que necesito completa soledad. Soledad de mentira porque me acompaña el sol, la brisa, la arena, el silencio, el mar, las olas y como no… mis pensamientos. Soledad fingida. Aparente. Soledad de mentira de esa, que me gusta.

Vengo a menudo huyendo de no sé qué, ni sé por qué, y ni si quiera quiero saberlo. Es ya mucho pensar. ¿Acaso tengo en estos momentos algo claro en mi mente? Es imposible huir de algo que va contigo donde quiera que vayas. Tu vida. ¿Seré una cobarde? Quizá, pero lo necesito. Necesito esta huida momentánea porque sé, que después de este momento, me volverá a cazar. Ella, mi vida. Me absorberá en su bucle y otra vez estaré girando dentro. Pero ahora... Disfruto de mi pequeña huida.

Quiero vaciarme para poder llenarme otra vez.

Todo queda atrás de esta playa. Una línea imaginaria tras de mí, me aparta de mi "otra" vida. Le doy la espalda, sí, lo reconozco. ¿Es malo? Aún no lo sé. De momento me ayuda. ¿No has querido nunca dejar algo atrás?

Que tu tristeza te deje a solas un momento. Dejarla apoyada en una piedra, para luego volver a recogerla. Porque, no te preocupes, seguirá siendo tuya. Pero al menos te habrá dado una tregua.

Quiero quedarme quieta con mi soledad de mentira con todos los elementos de esta playa que al menos, no me hacen daño.

Claro que tengo cosas que agradecer a la vida (son muchas). Claro que tengo personas que me aportan amor en mis días. Claro que tengo momentos alegres... claro... Pero dejarme quejar mis penas, tener mis merecidas pataletas y mis pensamientos de desespero. ¿Te hago mal haciéndolo?

Me lo merezco.

Merezco liberar mi rabia, mi desesperación de que las cosas no sean como a mí me hubieran gustado. ¿Acaso está prohibido soñar? ¿Acaso no necesito mi tiempo para asumir este cambio y aceptarlo? ¿O quizá soy una desagradecida por expresar mi dolor, por necesitar huir o por querer separarme de todo?

Si es eso lo que siento. Es eso lo que quiero…

Por todo esto, te doy la espalda. Porque al fin y al cabo, mi vida tras esa línea imaginaria es mía, lo sé. Luego tendré que volver a recogerla. No quiero hacer daño a nadie. Quiero seguir llenando a mis seres queridos la vida de alegría, de buenas noticias. Que lo malo no lo sea tanto, y lo bueno dároslo por miles; y eso me agota.

Necesito estos momentos y es, en estos precisos momentos, donde he decidido que voy a escribirte, a ti, mi marido. Voy a ir tejiendo ese delgado hilo rojo entre mis dos vidas, que hoy se repelen como el agua al aceite.

He de decir que no quiero. Que quisiera entenderme, que estoy enfadada con la vida de detrás de mi espalda. Pero quizá, eso es lo que me castiga todos los días y quiero enmendarlo.

Quiero lograr entrar en mi bucle, aceptando la existencia de tu enfermedad que vino a visitarnos hace catorce años, y se instaló sin permiso para siempre en nuestra casa. Pero como la odio.

Sí. La odio con todas mis fuerzas.

Al menos, por ahora.

Rosa

PRIMERA CARTA

Hola Juanjo,

Te preguntarás qué hago escribiéndote.

Ni yo misma lo tengo muy claro. Estoy en un momento tal de desconcierto, que creo que me lanzaría a cualquier cosa, con tal de lograr no llegar a perder la cabeza.

Porque sí, siento que la estoy perdiendo. No sé si lo que hago contigo está bien o mal. Si te estoy ayudando, o por el contrario, empeoro aún más las cosas.

Nunca estás contento aunque atienda tus comodidades, nunca es suficiente. Tus estados de on y off me desconciertan, no sé manejarlos… Entiendo que esto es muy duro para ti el primero, pero yo no sé cómo manejar este barco.

Por todo esto, hablando con Rosa, me ha dado esta idea. Más que nada para ver si me ayuda a recomponer poco a poco mi cabeza.

Desde que te diagnosticaron párkinson todo va de mal en peor y no nos entendemos. No entiendo esta enfermedad que a veces me da de ti, y otras veces me quita. Aunque a decir verdad, estos últimos años han sido un completo desgaste. Pocas cosas nos han sumado… Quizá volviendo a hablar contigo, tú, mi marido cuando aún estabas bien, me ayude a volverme a sentir acompañada, comprendida, y de alguna manera consolada pensando que tú sigues ahí, cuidándome.

Es verdad, te echo de menos.

Echo de menos cuando vivíamos felices los cuatro en nuestra casa de Dalias-21, donde ahora mando estas cartas, con la engañosa (lo sé) esperanza de volverte a encontrar allí. Pero eso me alegra.

Recupero la ilusión cuando te escribo, es verdad. Porque realmente necesito que tú vuelvas, y me vayas enseñando poco a poco sin tú saberlo, que realmente no vas a volver.

Pero eso, aún no lo sé, ni quiero saberlo.

Necesito contarte. Necesito que me comprendas, necesito respuestas, tu compañía, tus consejos y tu protección. Necesito al Juanjo con el que me casé. Aún no estoy preparada para decirte adiós de una manera decisiva, y darte la bienvenida para conocerte de nuevo.

No, no lo estoy. ¡No quiero estarlo!

Por eso me encanta la idea (aunque tonta), de poder fantasear con estas cartas sin respuesta, pensando que las vas a recibir, y que me vas a ayudar a conseguir encontrarme a mí misma.

Poder llegar a casa, mirarte, y reconocerte detrás de tu enfermedad que tanto te ha cambiado en estos últimos años.

Ay Juanjo, como nos ha cambiado la vida.

Nadie merecería esto. Me doy fuerzas a mí misma, lucho para que todo siga, para ser feliz. Pero qué sola me encuentro muchas veces.

Sigo buscándote pero no te encuentro. Pienso en la vida tan feliz que hemos tenido, con sus más y sus menos. Como todo el mundo. En toda la gente que nos acompañaba, en los viajes que por suerte pudimos disfrutar, en nuestros trabajos, nuestras hijas… Pero al cabo de los años, cierras la puerta y quedamos tres: tú, yo y tu enfermedad.

Odio su maldita compañía.

Lucharemos, claro que lucharemos, y lo estamos haciendo. Cuánto hemos llorado por no encontrar explicación a muchas cosas que nos han pasado estos últimos años. La gente que se ha quedado atrás por no comprender…

Comprensión, eso es lo que más he necesitado, y sigo necesitando. No culpo a los que no han sabido dármela, claro que no. Yo a veces no comprendo muchas cosas, no consigo darle lógica a lo que te pasa…

Pero, hay días en los que ya no necesito que ni siquiera me comprendan… Sólo que estén ahí, cerca. Pocos han sido los que han quedado. Y al fin y al cabo, como tú dices: "Estamos los que tenemos que estar".

Es por esto que aún valoro más y quiero, a los que nos han seguido. Nuestros verdaderos amigos y mi pequeña familia.

Un abrazo, Rosa.

SEGUNDA CARTA:

EL TEMBLOR

Querido Juanjo,

Hoy he tenido que hacer algo de memoria para recordar los principios. Fíjate, han pasado cerca ya de catorce años desde que ELLA llegó a nuestra casa.

¿Te acuerdas cuándo empezó el temblor?

Estábamos desconcertados. Lo achacábamos a los nervios. Siempre has sido un hombre muy nervioso, y por tu trabajo, tenías que enfrentarte a situaciones verdaderamente estresantes.

"El temblor del ratón". Así lo llamábamos en casa.

Al principio con tono jocoso. Evitando darle excesiva importancia. Decías que no podías evitarlo, ni controlarlo. Era como si estuvieras apretando una y otra vez el botón izquierdo del ratón del ordenador. Tic, tic, tic, tic, tic, tic... ¿te acuerdas? Tú no le dabas la menor importancia:

— Hoy estoy nervioso. — decías.

Me imagino que tuvo que ser desesperante para ti. Tener en constante movimiento una parte de tu cuerpo de manera involuntaria. Es algo que obsesionaría a cualquiera. Yo te observaba, y pensaba que aquello no era normal. El desconocimiento del párkinson en mi vida era total.

Empecé a indagar con tu familia por mi cuenta. Tu madre por aquel entonces vivía, y aunque de esas cosas no solía hablar, me decidí a preguntarle.

Me comentó que en los últimos años de la vida de tu padre, él tenía un ligero temblor de cabeza pero nunca pasó de ahí. Una prima tuya también tenía un temblor en una mano, pero tampoco fue a más. También es verdad que no fueron muy longevos, y nunca se les apreciaron más síntomas. Era una enfermedad tan desconocida por todos, que no me supo decir nada más.

Creo que estuviste así más o menos un año, ¿no? Al año de temblarte el dedo pasó a temblarte la mano. Ahí, es cuando realmente comenzó a hacerte mella la enfermedad. Qué mal lo pasabas. Querías ante todo controlarlo pero te era imposible.

Recuerdo que ibas al trabajo, y no querías que nadie te viera. Para ti era un signo de debilidad ante los demás. El temblor te delataba. Era un termómetro de tus emociones. Si te ponías nervioso por algún motivo, con algún cliente, empleado… tu mano comenzaba a temblar, y te dejaba desnudo ante él.

En un principio, decidiste llevar la mano escondida en el bolsillo del pantalón. No sé que era peor. En casa te insistíamos en que no lo hicieras. El movimiento de la mano en el bolsillo daba pie a comentarios "graciosos" sobre lo que podías estar haciendo ahí dentro.

Esos comentarios te hundían más en ti mismo. Preferías que nadie te viera. ¿Te acuerdas cuando íbamos de viaje y te "perdías"? Me desesperaba. Me pasaba el rato buscándote. Todo el mundo preguntaba por ti. No sabía qué excusa poner. Te acomplejaba el temblor, te dejaba indefenso, y querías evitar comentarios que te recordaban constantemente lo que te pasaba.

Cuántas horas pasábamos hablando de esto ¿verdad? Este fue uno de mis trabajos desde el principio y hasta ahora.

Hablar, hablar y hablar contigo. Yo intentaba convencerte de que tenías que empezar a aceptarlo, a convivir con ello. Pero cómo se acepta tan rápido a vivir con un cuerpo desobediente. ¿Lo había aceptado yo ya? Te sentías continuamente abierto al mundo.

Sabes que soy una persona muy tímida y me fastidia ponerme colorada ante situaciones comprometidas. No quiero ni imaginar, cómo te sentías tú, cuando se abría sin permiso la puerta de tus emociones. Y más, cuando te has tenido que mantener firme, serio y autoritario sobre todo en tu trabajo.

Finalmente se confirmó nuestras sospechas. No se trataba de algo simplemente "nervioso", como nos decían nuestros allegados o pensábamos nosotros. El neurólogo después de las pruebas convenientes nos lo confirmó. No era un temblor esencial, como nos explicó. Era párkinson. Yo algo había oído, y pensaba que sólo lo sufrían personas mayores por el deterioro de la edad.

¿Qué podía hacer?, me sentí perdida.

No es una enfermedad letal, pero sí degenerativa. Sólo quedaba que el tiempo fuera a tu favor, y no se desarrollara muy rápido.

Yo pensaba en cómo poder ayudarte.

Era imposible que yo pudiera enseñarte a controlar el movimiento, eso era impensable. Podía intentar que te amoldaras a él. Que vieras que al menos, podías intentar seguir viviendo la vida como hasta entonces. Que nos tenías a nosotros, y que podías seguir haciendo vida normal.

Aún teníamos muchas alegrías por descubrir. Pero no, reconozco que no lo conseguí, porque ella, decidió seguir avanzando de la manera más cruel: a toda prisa.

No pudiste soportarlo, amanecían tus temores. Charlas y charlas a altas horas de la noche.

Una y otra vez, inventándome historias para que tu mente se distrajera de tus pensamientos.

Lo conseguía por segundos, pero volvíamos a lo mismo. Tus miedos afloraban. Tu ego se partía en pedazos.

Teníamos que conseguirlo Juanjo, lucharíamos para ello. Pero ella fue más fuerte que tú en aquel momento. No estabas preparado para ese cambio, y yo sólo podía acompañarte.

Sólo eso. Un abrazo…

TERCERA CARTA:

LAS DEPRESIONES

Querido Juanjo,

Me pregunto constantemente cómo poder sacar a alguien de un agujero muy hondo sin disponer de una cuerda.

Eso creo que es lo que me falta a mí. El instrumento para poder recuperarte de donde estás. Aunque hoy por hoy, mucho más de puntillas gracias a Dios.

Sabes muy bien, que desde que conocemos tu enfermedad, he leído mucho acerca de ella. Normalmente la gente te aconseja, que es mejor no saber mucho de las enfermedades, y mucho menos mirar en internet. Pero yo necesitaba saber.

¿Cómo podía actuar cuando tu temblor era tan grande? No podías dejar de moverte en el sillón, con todo tu cuerpo en movimiento de una manera descontrolada. O por el contrario, ¿qué debía hacer cuando te quedabas rígido como una piedra, sin poder mover un solo dedo?

Sí, es verdad, es muy importante tanto para esta enfermedad, como para muchas otras, la manera de afrontarla.

La tranquilidad en tu vida es fundamental para poder llevar la enfermedad de una manera más sosegada. No te estoy echando la culpa de que no lo hayas hecho, ¡al contrario!, hubo muchos problemas exteriores, que no dejaron que tu mente dejara de atormentarse con problemas.

Con lo sencillo que hubiera sido que te hubieran facilitado la vida.

Hay algo muy importante que tendríamos que hacer todos: dejar que el enfermo tenga la vida lo más cómoda, y tranquila posible.

Ese fue mi principal objetivo.

Quise y quiero darte lo mejor para tu bienestar. A día de hoy, por fin lo hemos conseguido. Aunque para mi entender, ya un poco tarde. Estoy segura de que tu enfermedad hubiera llevado otro curso, si la comprensión de otros hubiera estado presente.

Eres un hombre tenaz, con una fuerza de voluntad aplastante, activo, y muy positivo. Pero nunca la has aceptado, nunca has sido capaz de mirarla cara a cara. Has preferido hacer como si no existiera, y eso te llevó a una frustración tremenda. Tienes tus limitaciones, y te niegas a ella, luchando contra corriente durante años.

Fue una etapa muy dura. No todo el mundo está dispuesto a escuchar a una cuidadora como yo.

¿Te acuerdas las veces que te lo repetía? Muchas personas piensan que cuando les cuentas tus problemas, es porque quieres que te los solucionen, ¡no!

Yo no buscaba soluciones. Si no tienes el mismo problema en casa, esas soluciones llenas de buena voluntad, no te van a servir.

Lo que necesitamos, las personas que cuidan de un enfermo, es que nos escuchen. Pocas personas llegan a entenderlo, y yo, poco a poco, y resignada, dejé de buscar la comprensión.

Al final, te vas aislando porque no necesitas respuestas. Porque el párkinson te envuelve de una manera tal, que tampoco quieres ir dando pena por el mundo.

Por suerte tenemos a dos amigos que sí nos escuchan. Con ellos nos sentimos a gusto. No quieren darnos lecciones de ningún tipo. Qué suerte tenemos Juanjo de que ellos estén con nosotros. Se nos pasan las tardes volando con ellos. Nos reímos, hablamos de nuestros problemas sin juzgarnos, nos comprenden, nos llaman por si necesitamos algo…

Cuando empezaron tus depresiones, algo normal en esta enfermedad según los médicos, saqué fuerzas de donde no las tenía. Todo el mundo te receta paciencia...

Al principio tenía cubos y cubos, pero a estas alturas Juanjo sabes que ya no me queda. ¿Dónde la compro? Les digo a tus hijas. Te ríes cuando te digo que voy a la iglesia a pedirle paciencia a los Santos, y salen corriendo en cuanto me ven, jajaja... El humor al menos que no nos falte.

Paciencia... Sabes que tengo, he tenido y mucha. La verdad es que sabes que es la única que te puede ayudar. Pero igual que el amor, se desgasta también de tanto usarla.

Yo por desgracia sufrí de depresión hace unos años.

¿Te acuerdas? Fue bastante duro. Enfermé cuatro años tras la muerte de mi madre. Llegué hasta el punto de no querer salir de la cama. Tenían que venir a darme la comida, fue una época horrible. Te sientes en un pozo incapaz de salir porque no te apetece. Y la tristeza reconozco que es tan cómoda...

Gracias a eso, quizá supe a qué me estaba enfrentando. Por mucho que te digan, si tú no quieres salir no lo consigues. Y ese fue mi cometido entonces. Intentar hacerte ver todo lo bonito, y bueno que aún poseías.

Nunca te puse ningún muro ante todo lo que querías emprender. ¡Qué barbaridad Juanjo! Cada semana te planteabas hacer una manualidad distinta. Pienso ahora que eso te ayudó a tener la cabeza fuera del pozo, y no hundirte rápidamente. Pero ¡vaya tela! ¡Eres incansable! Aunque más tarde descubrimos que esa hiperactividad era fruto de tu enfermedad.

En muchos momentos quisiste dejar de seguir luchando. Sobre todo por las noches. Hay que ver qué románticas fueron hace años, y qué diabólicas han sido durante la última década.

Gritabas por favor que la enfermedad se marchara, que te dejara tranquilo:

- ¡Déjame, ¡vete!, ¡por favor! - suplicabas tumbado en tu cama, con las manos en la cabeza, como si pudieras cogerla y sacarla de ella.

Sólo nosotros sabemos lo que esos momentos suponían en nuestras vidas. Yo intentaba tranquilizarte, contarte mil y una historias, para distraer tu mente.

Te contaba dónde nos iríamos de vacaciones ese año. Lo que quizá podríamos hacer al día siguiente. Te ponía música relajante. En otros momentos la radio. Te contaba la película que había visto aquel día…

Todo ello a los pies de tu cama, con la impotencia de no poderte quitar aquello que tanto te estaba traumatizando.

Qué eternas eran nuestras noches de aquel entonces.

De ahí, pasaste a un estado de inapetencia absoluta por todo. Nada te interesaba, y sólo querías dormir. Y seguir durmiendo.

— ¿Qué hago? — Me repetía.

Yo sabía que no era normal, pero a la vez, agradecía que durmieras al menos una hora al día. Tu mente y tu cuerpo necesitaban descansar, y por qué no decirlo: yo también Juanjo.

No quería volverte a oír decir, que te sentías inútil. Desesperanzado, sin ganas de seguir… ¡pero tenías que parar! Y contigo yo. Eran demasiadas noches en vela. Demasiados discursos, demasiada tristeza, demasiados consejos, demasiada atención y lamentos, demasiada paciencia…

¡Todo demasiado! ¿Te sirvió para algo Juanjo?

Tengo el pesar de que todo lo que hice por ti, no sirvió de nada. No sé si quiera, si te diste cuenta de que todo lo que hacía era por ti, por nosotros. Pero el bucle en el que estabas, y estás metido, es tan grande y profundo. Ya sólo existes tú y ella, tu enfermedad. Desde entonces no te separaste de ella y yo fui, y soy, simplemente tu compañera de viaje.

Dejé de ser tu mujer hace ya mucho tiempo. También es duro tener que acostumbrarse a eso ¿sabes? Hasta que me fui acostumbrando.

No, esa no es la palabra correcta.

Con el tiempo y la experiencia me di cuenta, que tenía que aceptarlo.

Aceptar cada una de las cosas que nos iban pasando. Mirar el problema cara a cara. Tomarlo como algo nuevo en nuestro camino, y seguir intentando ayudarte de la única manera que sabía: estando, estando y estando...

En la siguiente visita al neurólogo, según los síntomas que le contamos al doctor, empezaron a medicarte para la depresión. Te fue muy bien, y conseguiste seguir adelante con algún que otro bache.

Fueron regulando la dosis hasta que acertaron con la medida justa. Estabas más animado, y volviste con tus ganas de seguir haciendo cosas. Nunca ya te la quitaron.

Hoy por hoy, tienes tus días malos, pero al menos, no te cuestionas tu vida de una manera tan desastrosa como entonces.

Yo creo que ahora prefieres no pensar. Ni siquiera creo que la hayas aceptado. Simplemente luchas por no pensar en ello. No te machacas mentalmente, y tu constancia en hacer actividades, te mantiene distraído de los malos pensamientos.

Eso te ayuda a ti, pero a mí me alegra la vida, aunque sea en pequeñas porciones. Al menos, algo más descansamos…

Abrazos.

CUARTA CARTA:

LAS OBSESIONES

Hola Juanjo,

Estoy aquí en la intimidad de mi cuarto, porque hoy es uno de esos días en los que no sé si salir, o quedarme aquí esperando a ver qué pasa. Mal si hago, mal si no hago.

¡Qué puedo hacer para ayudarte!

Si te facilito todo para que puedas entretenerte con tus hobbies, esta casa es un descontrol. Si te niego que lo hagas, entras en cólera y no sé qué es peor.

¿Pero tú sabes qué es lo último que se te ha ocurrido hacer? ¡¡¡Vender bellotas de la suerte Juanjo!!! ¿¿Pero sabes qué es lo mejor?? ¡Qué has venido con doce euros!

Ni corto ni perezoso te has ido al centro comercial de cerca de casa, y sin decir nada, sin ningún tipo de problemas has ofrecido, bueno, vendido, las bellotas como amuleto para la buena suerte. Has venido entusiasmado porque una abuelita te ha contado sus problemas, y le has ofrecido la ayuda de tu bellota.

Me has contado que una chica se te ha puesto a llorar, al ver que alguien le ofrecía ayuda, aunque fuera a través de una bellota.

Te gusta sentirte útil, y poder ayudar a los demás, quizá porque te vas dando cuenta, que de alguna otra manera ya va siendo imposible.

Bueno que sepas que lo de la bellota puede resultar gracioso y hasta divertido, pero no me ha gustado. Eres imparable, y desde luego que todo lo que te propones lo haces, pero eso no. No quiero verte yendo de mesa en mesa pidiendo dinero por un amuleto.

¡Pero si es que tú realmente piensas que da buena suerte!

¿Cómo paro eso? Es imposible.

Tu hija Rosa en cuanto se ha enterado se ha enfadado mucho. A ella tampoco le ha parecido bien, pero ¿qué hacemos contigo?

Muchas veces Rosa y yo hablamos del tema. A ver qué se le ocurre a tu padre esta vez. Cuando te cansas de una cosa enlazas con otra, y lo haces hasta la saciedad. Abierto las 24 horas del día. Cuando descubriste que podías hacer bastones de madera para las personas mayores, eras una máquina en producción constante. No parabas, regalaste decenas de bastones hechos por ti a mano.

Nadie se explicaba cómo podías controlar el temblor para hacer tus manualidades.

Ibas al árbol a por las ramas, a poder ser olivos, no te cansabas hasta encontrar las más rectas. Mojabas la madera, que luego ibas secando, y dándole forma en el fuego. Lijabas las ramas para que no hubiera ningún saliente, y finalmente las barnizabas. La empuñadura, según la rama original, a veces formaba parte del bastón, no hacía falta hacerlo en dos secciones.

Hubo una vez, que me trajiste a una viejita a casa, porque le ibas a regalar un bastón. Menudo susto me diste. Me dio miedo que conociéndote, me metieras en casa ahora a toda la gente, que pensaras que podías ayudar. Te tenía miedo sí. Cualquier cosa era posible.

En otra época, te dio por comprar sin sentido. Por lo que nos dijo el médico, eran efectos secundarios de la medicación.

Íbamos a grandes almacenes de bricolaje, y te llevabas cientos de tuercas, arandelas, tornillos… Por supuesto que con el tiempo, te tuve que prohibir ir a comprar sólo, con la consecuente bronca y enfado durante varios días. No te lograba hacer entender nada, pensabas y piensas que estoy en tu contra, y que quiero hacerte la vida imposible.

¿Cómo poder hacerte cambiar de opinión?

Conforme pasan los días, y después de todas las obsesiones que hemos pasado, sólo nos queda esperar a que pase, y a ver cuál es la siguiente.

Una de las primeras obsesiones, fue el colchón de tu cama. No te era cómodo. Te llegué a comprar cinco. Ninguno era el apropiado. Siempre había otro más cómodo aún, y por supuesto, yo me sentía mal pensando que debía darte todo lo mejor. Al llegar al quinto colchón fue la cama, el somier…

Necesitabas cogedores por toda la pared para ayudarte a levantarte. A los cogedores, se unían los correspondientes agujeros, de los cuales, hiciste unos cuantos hasta que lograste ponerlos donde mejor te ayudaban. Cada día iban en un sitio. Curioso que unos años después te levantes sólo. Por suerte, aquello pasó, y de tu habitación lo único que quieres cambiar, es la tele de una pared a otra. Pero de momento ahí se queda.

Después fue el móvil. Táctil, no táctil, táctil, no táctil. Sinceramente he perdido la cuenta de los móviles, que te he comprado. Y me dirás: porque tú querías. No. Si no te gustaba el que tenías, y me negaba a comprarte otro… Fruto de tu obsesión y desespero, ¡Pam!, lo tirabas al suelo (aunque me decías que se te había caído), y como ya no te funcionaba, había que cambiarlo.

¿Cómo te dejaba sin móvil?

El táctil es una tortura para ti, porque con tu temblor, al final lo vuelves loco. Pulsas tantas veces una aplicación, que se acaba bloqueando. Desesperante.

Ahora te ha dado por utilizar el ordenador, y por reconstruir todos los aparatos de la casa. Igual un día quieres arreglar la caldera, deja de funcionar, claro. Otro día manipulas los radiadores, y dejan de funcionar. Otro día quieres cambiar la televisión de sitio, y eres capaz de repetírmelo cientos de veces en un mismo día…

Tuviste una época muy bonita que fue cuando hacías pulseras, colgantes, llaveros… Dudo que alguien con el que te relaciones, no tenga algo hecho por ti. Lógicamente tuviste que dejar de hacerlo, porque ya peligraban tus manos. Utilizabas maquinaria peligrosa, y llegó el momento de tener que retirarla.

¿Te acuerdas de las figuras que hacías con sobrantes de elementos de fontanería?

Hiciste varios Don Quijote preciosos, que guardamos como verdaderas obras de arte. Ahora bien, durante días y días, noches y noches. Sin parar. Casi me vuelvo loca.

Nunca pude convencerte de que dormir era primordial para ti. Debías descansar... Menos mal que aquella época ya pasó. Pero vino otra...

¡Bienvenido a la era de los ordenadores Juanjo!

Después de casi tres años con tu obsesión del ordenador, por fin he conseguido que no tengas más remedio que irte a la cama. ¿De qué manera? Confiscándote el teclado. A las 23:00 paso a retirártelo. Y seguramente a quien se lo cuentes, no entenderá por qué no lo hice antes si tanto me quejo, de que deberías de descansar más horas. Tiene una explicación.

A una persona joven, que se le está debilitando la vida, que no se siente útil, que le ves tan volcado en aquello que hace, porque le da resultados positivos; que disfruta como si fuera el último día, que lo va a poder hacer; que pasa tantas horas disfrutando con lo que hace; que comparte contigo las maravillas que consigue... No podía sentirme tan osada, de arrebatarle lo que para él en ese momento, era su mundo.

Pero al final, Juanjo lo siento, lo tuve que hacer.

Cuando estás en una obsesión, eres incapaz de controlar el tiempo que llevas en ella. Entras en un bucle infinito, hasta el punto, que no te acuerdas ni de beber ni de comer. ¡Mucho menos de dormir, claro! Estás tan centrado, que te molesta que nadie interrumpa tu trabajo. Cuántas discusiones hemos tenido por ese motivo. Para ti llevabas cinco minutos, cuando podías estar doce horas haciendo lo mismo, sin parar.

Hace unos meses pasaste a cantar canciones en el karaoke. A día de hoy casi lo has dejado... No nos lo cuentas pero ya te es imposible leer tan rápido las letras de las canciones. Te encanta cantar. Sobre todo la canción que hizo tu amigo de la asociación, que desgraciadamente falleció hace poco.

Disfrutas cantando y ¡menos mal que se te pasó pronto la idea de ir a La Voz! Tu hija y yo nos mirábamos cada vez que lo nombrabas, pidiendo a todos los santos, que no fueras capaz de presentarte tú solo. La enfermedad había ya hecho mella en tu voz, y estabas como ronco y afónico constantemente. Ahora ya, catorce años después, en tus momentos peores a penas te queda un hilo de voz, y no se te entiende.

Por suerte a ti no te ha dado mucho por el juego. Efecto secundario también de la medicación.

Es verdad, que te he tenido muy controlado, y no te he dado mucho pie a ello.

Sí que es verdad que a algunos conocidos, les ha supuesto un verdadero problema. De la misma manera que te puede crear una obsesión referente a las manualidades, puede ser la del juego. Estuviste un tiempo que te escapabas para comprar lotería, o hacer la quiniela con casi todas las casillas rellenadas. Duró poco tiempo.

Lo de internet también ha sido algo complicado de controlar. Al pasar tantas horas al día frente al ordenador sin descanso, era imposible que pudiese supervisar todo lo que hacías.

Más de una vez te han llamado para informarte que habías entrado en un sorteo de un coche, o vendiéndote no se qué producto, y necesitaban tus datos, o alguna que otra chiquillada que por suerte, hemos estado a tiempo de poder anular. No podía dejarte sin internet, para ti era una escapatoria importante, donde emplear tu tiempo. Yo lucho por controlar que no te enloquezca, aunque pensándolo bien, es a mí a la que me hace perder la cabeza muchas veces.

¿Cómo te hago entender algo, si tú no sabes que no lo entiendes? Por más que pienso la manera a día de hoy, no he conseguido solucionarlo. ¿Qué hago al final? Acompañarte restando los obstáculos que están en mi mano, para que no te hagas, ni me haga daño, sin más…

Estoy agotada, ya no puedo pensar más… Hasta la próxima carta.

Un abrazo, Rosa.

QUINTA CARTA:

LAS ALUCINACIONES

Hola Juanjo,

Aquí estoy otra vez, me gustaría que habláramos hoy, de tus alucinaciones. Esas que te acompañan día a día, y nos han asustado tanto algunas veces.

Hay una en especial que me contaste, que me sorprendió mucho. Normalmente te pasan al poco de empezar a dormir, al despertarte o incluso despierto. Son imágenes en vivo. Para ti están sucediendo en esos momentos. Visiones muy reales.

Ay Juanjo, ¿te acuerdas? Se me puso la carne de gallina, cuando me lo describiste.

Me contaste que estabas en tu cama intentando relajarte. La puerta estaba cerrada, y oías mucho barullo en el pasillo cerca de tu habitación. Podías distinguir las voces de familiares, que por un motivo u otro, ya no están en nuestra vida junto con nosotros.

Tus sobrinas, tus sobrinos, tus cuñadas, tus hermanos… Incluso la mayor, que desgraciadamente, falleció hace muchos años. ¡Tus padres! ya fallecidos. Tus hijas, tus yernos, yo… Oías risas, y conversaciones entre todos nosotros, que te llenó de alegría, porque pensabas que todos habían venido para verte.

Cuanto has llorado por ciertas visitas que nunca se llegaron a producir.

Todo es producido por la medicación. Alguna vez que te he acompañado a los almuerzos de la asociación, otros compañeros han compartido también su experiencia con las alucinaciones. Hay quien ve serpientes, otros monstruos extraños… Todos coinciden en que al final se acostumbran a convivir con ellos. Saben que están ahí, y no les van a hacer nada.

En otra ocasión, una noche te despertaste con un pavor enorme. Decías que había monstruos de cabeza grande en la habitación. No era suficiente, que yo te insistiera en que ahí no había nada, porque tú los estabas viendo. Tan reales como la vida misma.

En ese momento, intentaba distraerte con otra nueva versión de mis historias inventadas, para intentar conseguir que tu mente, pensara en otra cosa diferente.

¡Dios!, me sentía impotente en no poder darte mis ojos y tranquilizarte. Que vieras realmente que ahí, no había nada que pudiera asustarte.

— Papá, ¿no te asustan esas visiones? — te preguntó tu hija Rosa una vez.

— No, siempre estoy acompañado por mi padre. Pasa muchos ratos conmigo. Me acompaña siempre.- contestaste.

— ¿Dónde? — insistí.

— Conmigo. A mi lado. Hablo con él de vez en cuando.

No nos atrevimos a decir ni una palabra. Sabemos lo que es tu padre para ti, y en parte nos alegramos que te sintieras bien con su compañía, aunque fuera imaginaria.

Otro día cualquiera:

— ¿Quién ha entrado?— dijiste nada más despertarte de la siesta.

— Nadie papá.— te contestó tu hija Rosa.

— ¿Cómo que no? Acaban de pasar unos ladrones por el salón. Eran dos. — señalabas con el dedo hacia la puerta. ¡A ver qué se van a llevar! Seguro que son terroristas.

Nos miramos tu hija y yo. No pudimos más, que reírnos.

— Papá no nos asustes que estamos la mamá y yo aquí, y no hemos visto a nadie.

126

Creo que tus monstruos y las visiones, forman ya parte de tu vida. Te has familiarizado con ellos. A día de hoy, sigues viendo personas desconocidas en tu día a día, pero sé, que no nos lo cuentas, para no asustarnos.

Pienso en lo difícil que debe ser aprender a convivir con ellos. Tú sabes, que esos seres no son reales, que igual que aparecen se van a ir. Siempre, la verdad, es que lo cuentas con mucho tono de humor.

> — ¡Al menos me hacen compañía!- nos dices quitándole la más mínima importancia.

La verdad es que sí. En muchos momentos de soledad y desesperación, me hubiera gustado que al menos, algún monstruo imaginario, me hubiera hecho compañía.

Un abrazo, Rosa.

SEXTA CARTA:

LA SOLEDAD DEL CUIDADOR

Hola Juanjo,

No sé si seguir con esto... ¿Para qué?, ¿a quién escribo?

Sé perfectamente que no estás ahí, al otro lado del buzón para recoger mis cartas. Sé que nunca las leerás. Como también sé, que jamás tendré ninguna respuesta.

Ninguna respuesta, ni de ti ni de nadie. Nadie me da la fórmula mágica para poder sobrellevar esto. ¡Sólo quiero eso! Que alguien me traiga mi fórmula, para poder llevar esto, de una mejor manera. Porque no sé, ¡no sé!. Por más que me digan y me aconsejen, hay días que no lo puedo llevar bien.

Sí, es verdad, hoy estoy destrozada.

No sé, qué más podría hacer por ti y por nosotros. No logro seguirte. No logro hacerte entender, que tu mente no es la de antes. Que tu carácter no es el de antes. Que todo tú, no es el de antes...

¿Acaso te lo tengo que hacer entender a ti?, o ¿debería entenderlo yo?

Me culpas de que soy yo la que te está amargando la vida. Que no te dejo hacer lo que tú quieres. No entiendes, que tengamos que acompañarte a los sitios. Me dices que quizás, soy yo la que necesita un psiquiatra, que te deje vivir… Estás furioso. Me lo haces creer.

¿Acaso seré yo la equivocada? Claro que no sabes que ELLA, va haciendo mella en tu mente. Tú eso no lo sabes, ni tampoco te lo puedo explicar.

Es tan difícil. A veces logro verte de nuevo, a ti, reflejado en tu cara envuelta en la enfermedad, y sigo creyendo que eres tú. Eso me hace no querer soltarte, porque a veces, a lo largo del día, te reconozco aunque sea por unos minutos. Pero te marchas tan rápido. Eso me hace dudar. ¿Eres tú y el sufrimiento te ha transformado? ¿Tu cerebro realmente es otro, acusado por la enfermedad? ¿Por qué vienes y al minuto te has ido?

A veces te culpo, y otras me siento yo la culpable de todo.

Ayer tuvimos nuestra última discusión.

No entiendes que no puedes ir solo a ningún sitio. Siempre deberías ir acompañado de alguien, pero hoy no, hoy no te he podido seguir el ritmo. Estoy agotada. Estás activo las veinticuatro horas del día. No descansas, no duermes. En casa no paras un momento: pintas, cantas, escribes en el ordenador, arreglas los árboles, vuelves a cantar, vuelves a pintar. Hablas continuamente solo, me llamas para que te vista. A los dos minutos, me vuelves a llamar para que te desvista. Si me descuido, has salido a la calle a por ramas y estás arriba de un árbol.

Ponme las zapatillas, quítame las zapatillas. Me desordenas los armarios. Baja que he perdido las gafas. Quita zapatillas otra vez, y ponme las de sin cordones. Se te cae todo al suelo. Vuelves a pintar, desmontas los radiadores que quedan inservibles. Llamas continuamente a amigos y conocidos, sin importar la hora que sea.

Quítame la ropa que me voy a duchar. Mírame el ordenador, que ya no me imprime. He perdido un cable, llama al informático. Cómprame otro móvil, que este ya no me funciona. Vuelves a cantar, y a pintar y a escribir. Tráeme, cógeme, ahora dame, ayúdame…Basta. Hoy no puedo más.

A todo esto se añade, que tu cuerpo se mueve constantemente con movimientos cada vez más bruscos. Con razón, últimamente has adelgazado tanto. Estaba ya preocupada, y se lo comenté al neurólogo en la última visita.

— Es todo por el continuo movimiento de su cuerpo. Piensa que para él, es un brutal desgaste de energía. Es como si estuviera haciendo deporte todo el día. — nos comentó el doctor.

No logro entender, cómo no acabas rendido.

Me voy a volver loca. Pareces una máquina descontrolada, que en cualquier momento vaya a estallar. En nuestra vida, es como si fuéramos los dos cuesta abajo, sin posibilidad de poder frenar.

Todo va a cámara rápida. Siempre en movimiento, siempre en movimiento...

Necesito descansar. No sé si te escribiré otra...

Un abrazo, Rosa.

SÉPTIMA CARTA:

LA INCOMPRENSIÓN

Hola Juanjo,

A la reflexión de hoy, no quiero darle mucha importancia. Quiero dejarlo cerrado rápidamente, ya que el dolor que me produce es más, de lo que creo que quien no está con nosotros, se merece.

¿Qué hemos hecho mal?

¿Por qué la gente deja de preguntar cómo estamos?

Muchos días, quizá demasiados, me he hecho la misma pregunta.

¿Por qué? ¿Acaso se pueden olvidar tantos años de convivencia con personas que creía que nos querían?

Sí, es cierto. Yo he estado y estoy muy susceptible, irritable, desmesurada, alterada... ¿Acaso no tenía y sigo teniendo motivos?

Cientos de veces, he oído a personas con problemas que decían:

- Hay gente que nos ha dado la espalda.

No sabía hasta hoy a qué se referían. A quiénes se podían referir. No creía esas palabras. No se me podía pasar por la cabeza, que alguien a quien creía que les importaba, pudiesen borrarte de su vida de un plumazo. Pues sí, Juanjo, sabes que nos ha pasado.

¿Acaso no hubiera sido más fácil preguntar, qué me pasaba?

Un abrazo,

Rosa.

OCTAVA CARTA:

ACOPLÁNDOME A LA VIDA

¡Hola Juanjo!

Hoy es un día feliz.

Me siento satisfecha con lo que he conseguido.

Quién me iba a decir a mí, que a mis sesenta y dos años, y sin ningún estudio previo, iba a conseguir sacarme un título.

Lo he enmarcado sí, y me he montado mi pequeño cuarto de masajes.¡Sí!, soy quiromasajista. Estás sorprendido, ¿a que sí?

Viendo la necesidad continua que tenías, de recibir masajes para destensar los músculos, me propuse estudiar quiromasaje. De esta manera, tendrías los días que necesitaras la masajista en casa.

Madre mía lo que me ha costado. Bien sabe Rosa, que en varias ocasiones, me planteé dejármelo. La de palabras complicadas que me he tenido que aprender. El profesor, se reía mucho conmigo, pero nunca perdió la esperanza de que al final lo consiguiera.

Eso me ha ayudado mucho, aunque tú me conoces, y realmente al verme allí entre tanta juventud, me sentía muy pequeñita. Era como la madre de todos.

Me acogieron como una más. Nos contábamos nuestras experiencias profesionales, personales, y aprendimos mucho de todos. Sin contar, por supuesto, lo que he crecido a nivel emocional.

Sentirme útil, conocer gente nueva. Eso me ha dado mucha fuerza.

Todos los días que tenía clase era como una pequeña bombona de oxígeno. Una distracción que me llenaba de alegría.

Recuerdo una de las primeras visitas al neurólogo. El doctor me dijo una frase, que por aquel entonces, no acabé de entender. Ahora sí.

> — Rosa, no deje de perder su círculo. Es muy importante que tenga momentos para usted, porque a él, le irá absorbiendo su mundo, y llegará un momento, que será incapaz de salir. — me dijo.

Sabes que no lo entendí. Pero vaya que si es importante. ¡Mucho!

Desde el momento en que lo experimenté, empecé a buscar mi espacio. Unas cuantas horas de desconexión eran suficientes para recargar pilas, y volver a empezar.

Ahora es cierto que me faltan muchos momentos en el día, y en ello estoy, para ir acoplándome. Por suerte tenemos una casa en la playa, a la que de vez en cuando, voy a pasar el día para frenar. Volver al punto de partida, y coger carrerilla para seguir funcionando.

Hoy estoy contenta, pletórica diría yo. Te has puesto contento de saber que tienes masajista en casa, y yo mucho más, de poder seguir ayudándote.

Un abrazo,

Rosa.

MI MADRE

Hoy no es un día cualquiera. No es un día de esos que prefiero no haber pisado nada más levantarme. Hoy tengo por lo que seguir avanzando. ¿Y qué hay diferente con respecto ayer?

Mi vida es la misma. Mis horas las mismas. Mi familia la misma, la compañía de ELLA, su enfermedad, la misma cada minuto del día. Pero hoy, respiro diferente.

Camino de nuevo a mi playa. Esa que me ha visto pisar descalza, y desesperanzada, hasta sentarme en su orilla.

Mi arena sigue regalándome su cobijo. Sigue acoplándose a mis momentos, pero hoy me siento sobre ella de manera diferente.

Sé que ella me nota firme, segura, vacía de miedos porque ya no están. Ahora miro hacia atrás, y no me asusta mi vida a mis espaldas. Esa vida, forma parte de mí. Toda ella es la que me ha ido adaptando. Avisando. Recordándome que es esta la playa que piso, y no otra.

¿Será que me he vuelto más insensible? No creo.

¿Será que él y "ella" me importan menos? Ni pensarlo.

¿Será que yo he cambiado? Yo me siento, y me creo la misma.

Creo con total firmeza, que lo único que he cambiado, es la manera de ver mi vida.

¿Resignada? Nunca.

Lo que me ocurre, es que me siento completamente liberada. Liberada de mis enfados, del sufrimiento. He dejado de resistirme a mi realidad, a mi vida, a mi marido, a ELLA. He dejado de perder mi energía en querer lo que no tengo. En querer alcanzar la felicidad, de la misma manera que ya la tuve.

Ahora tengo cosas diferentes, amigos diferentes, familia diferente. Ilusiones diferentes a las que aferrarme con fuerza, con mucha fuerza para que no se me escapen.

Ya no espero que mi vida sea de otra forma, y me muevo en la dirección que deseo que sea. Y no te diré, que no me disgusta. Ahora no voy a decirte que mi vida se ha vuelto llena de flores y mariposas. Pero antes iba contracorriente, y ahora prefiero aprovechar la situación, para aprender de mis experiencias.

Porque estoy aprendiendo. Esto me da la posibilidad de ayudar a otras personas, que están pasando por lo mismo que yo, o empiezan a conocerle a ELLA, y se desesperan.

Me llena de satisfacción, poder ponerles una mano en su hombro, y decirles: tranquilo, estoy aquí contigo y comparto tu dolor. Te escucho.

Hoy, por fin, soy la dueña de mi vida.

Claro que tengo días, que preferiría no haber pisado, pero estos días pasan; y después de ese día, volveré a intentar no perder el camino a mi playa, porque por fin formo parte de ella, con total plenitud y entereza.

¿Me acompañas?

NOVENA CARTA:

DE BRUCES CON LA REALIDAD

Hola Juanjo…

Me da miedo decirte esto, pero creo que estoy llegando (por fin) a la realidad.

Ya no encuentro sentido hablar con alguien que sé que no está, cuando todos los días, te tengo en casa esperando mis cuidados.

Ese eres tú ahora. Al Juanjo que escribo, no le llegan mis cartas. No está leyendo nada. Nunca va a contestar. Él no puede aconsejarme, ni hacer que me libere de nada. Porque tú ya no estás. Ya te fuiste.

Sí es cierto, que me da miedo soltarte de la mano. Dejarte ir. Me asusta decirme a mí misma, que tú hace tiempo que te fuiste, y perdida en mi añoranza, he hecho que al tú de hoy, le perdiera un poco de vista. Sí, a ti, a mi marido real, que me espera en casa ansioso en que le haga caso, y le escuche esas historias, que sólo él ya entiende.

Hoy me acerco a mi playa pero ya sin necesidad de renunciar a la vida de mis espaldas. Por fin siento que formo parte de toda ella.

Debes irte de mi mente. Te quedarás en forma de esos recuerdos maravillosos que compartimos, pero ya no anhelando lo que no eres. Ni lo que no tengo.

Voy a seguir cuidándote pero en el ahora. Me necesitas, y no puedo estar perdiendo la energía en pensamientos, ira y enfados inútiles.

Sé que lo entiendes, que no te quedas triste. Estoy convencida de mi decisión, y por eso, te digo que esta es mi última carta. Por fin te suelto de la mano, y adoro ser consciente de la realidad que quiero.

Adiós Juanjo, vuelvo a casa.

AGRADECIMIENTOS

A mi marido, por ser mi fan incondicional. Por creer tanto en mí, y hacerme sentir una reina. ¿Mucho? Muchísimo.

A mi madre. Por aportar a mi vida tanta fuerza, valentía y seguridad. Por quererme tanto.

A mi padre. Mi Don Quijote. Por su tenacidad, su gran fuerza de voluntad, su persistencia, su maestría… Por su "Todo es posible, y si no, pregunta".

A Rosario, Emiliano y Pepe, por todos los momentos que dedican a mi padre, con paciencia y cariño.

A Juan, Manolo, Jose Luis, Vicente, Pepe "chistes", y Sebas. Amigos de la Asociación Juntos contra el párkinson.

Gracias por acompañar a mi padre, en su lucha por seguir.

A mi amiga y escritora, Gadea Fitera. Gracias por no dudar ni un momento en decirme: sí, cuando te propuse, que me revisaras el libro. Mil gracias por tu tiempo, y experiencia.

GUÍA DE ASOCIACIONES DE PÁRKINSON DE ESPAÑA

Parkinson ACAPK Nervión-Ibaizabal

Dirección: Edificio Euskaltegui Municipal. C/ La Paz 27, Cruces, Barakaldo, Bizkaia
Localidad: Barakaldo - Bizcaia
Código postal: 48901
Provincia: 48
Teléfonos: 654 692 879
Fax: No disponible
Twitter: @parkinson_acapk
Facebook: Parkinson ACAPK Nervión-Ibaizabal
E-mail: acapk2008@gmail.com
Web: www.parkinsonacapk.org

Parkinson Albacete

Dirección: C/ Doctor Fleming nº 12- 1ª Planta
Localidad: Albacete
Código postal: 02004
Provincia: 02
Teléfonos: 967 558 908
Fax: 967 558 900
Twitter: @ParkinsonAlba
Facebook: Parkinson Albacete
E-mail: parkinsonalbacete@hotmail.com
Web: www.afepab.com

Parkinson Alcorcón y otros Municipios

Dirección: Centro de Asociaciones de la Salud. Edificio despachos - Calle Timanfaya 15-23 , local 2
Localidad: Alcorcón
Código postal: 28924
Provincia: 28
Teléfonos: 916 428 503
Fax: No disponible
Twitter: @Aparkam
Facebook: Parkinson Alcorcón y otros Municipios
E-mail: direccion@aparkam.org
Web: www.aparkam.org

Parkinson Alicante

Dirección: C/ General Pintos 11-13, bajo - 03010, Alicante
Localidad: Alicante
Código postal: 03006
Provincia: 03
Teléfonos: 966 351 951
Fax: 966 351 951
Twitter: @ParkinsonAlican
Facebook: Parkinson Alicante
E-mail: info@parkinsonalicante.es
Web: www.parkinsonalicante.es

Parkinson Araba

Dirección: Calle Pintor Vicente Abreu, 7 bajo
Localidad: Vitoria - Gasteiz
Código postal: 01008
Provincia: 01
Teléfonos: 945 221 174
Fax: 945 221 174
Twitter: No disponible
Facebook: No disponible
E-mail: asopara.araba@gmail.com
Web: No disponible

Parkinson Astorga

Dirección: Plaza Los Marqueses, 7-9 bajo dcha, Edificio
Instituto
Localidad: Astorga
Código postal: 24700
Provincia: 24
Teléfonos: 987 615 732
Fax: No disponible
Twitter: No disponible
Facebook: No disponible
E-mail: parkinsonastorga@hotmail.com.
Web: www.parkinsonastorgaycomarca.org

Parkinson Asturias

Dirección: Calle Ámsterdam 7
Localidad: Oviedo
Código postal: 33011
Provincia: 33
Teléfonos: 985 237 531
Fax: 985 237 531
Twitter: @Aparkasturias
Facebook: Parkinson Asturias
E-mail: aparkas@hotmail.com
Web: www.parkinsonasturias.org

Parkinson Ávila

Dirección: Avda. Juan Pablo II, 20 - Centro Infantas Elena y
Cristina
Localidad: Ávila
Código postal: 05003
Provincia: 05
Teléfonos: 920 252 069
Fax: No disponible
Twitter: @ParkinsonAvila
Facebook: Parkinson Ávila
E-mail: asociacionparkinsonavila@yahoo.es
Web: No disponible

Parkinson Bahía de Cádiz

Dirección: C/ Concha Pérez Baturone, 9
Localidad: San Fernando
Código postal: 11100
Provincia: 11
Teléfonos: 956 591 928
Fax: 956 591 928
Twitter: @parkinsonbahia
Facebook: Parkinson Bahía de Cádiz
E-mail: unidad@parkinsonbahiadecadiz.org
Web: www.parkinsonbahiadecadiz.org

Parkinson Bajo Deba
Dirección: C/Ardanza, 1º Bajo - Apdo. 366
Localidad: Eibar - Guipúzcoa
Código postal: 20600
Provincia: 20
Teléfonos: 943 202 653
Fax: No disponible
Twitter: No disponible
Facebook: No disponible
E-mail: deparkel@deparkel.org
Web: www.deparkel.org

Parkinson Bizkaia

Dirección: C/ Islas Canarias nº 53-55
Localidad: Bilbao
Código postal: 48015
Provincia: 48
Teléfonos: 944 483 270
Fax: 944 483 270
Twitter: @ASPARBI
Facebook: Parkinson Bizkaia
E-mail: asparbi@parkinsonbizkaia.org
Web: www.parkinsonbizkaia.org

Parkinson Burgos

Dirección: Paseo de los Comendadores S/n. (Centro socio-sanitario)
Localidad: Burgos
Código postal: 09001
Provincia: 09
Teléfonos: 947 279 750
Fax: 947 279 750
Twitter: @ParkinsonBurgos
Facebook: Parkinson Burgos
E-mail: asoparbur@gmail.com
Web: www.parkinsonburgos.org

Parkinson Cádiz AEFPA

Dirección: C/ Conil de la Frontera
Localidad: Cádiz
Código postal: 11011
Provincia: 13
Teléfonos: 956200774
Fax:
Twitter: No disponible
Facebook: No disponible
E-mail: aefparkinsoncadiz@gmail.com
Web: www.parkinsoncadiz.org

Parkinson Cartagena

Dirección: C/ Carlos V, 3 bajo
Localidad: Cartagena
Código postal: 30205
Provincia: 30
Teléfonos: 868 062 127
Fax: No disponible
Twitter: No disponible
Facebook: Parkinson Cartagena
E-mail: parkinsoncartagena@yahoo.es
Web: No disponible

Parkinson Castellón

Dirección: Avda. Alcora, 173
Localidad: Castellon
Código postal: 12006
Provincia: 12
Teléfonos: 964 250 028
Fax: No disponible
Twitter: @parkinson_cs
Facebook: No disponible
E-mail: info@parkinsoncastellon.org
Web: www.parkinsoncastellon.org

Parkinson Cuenca

Dirección: C/ Colón, 36 bajo
Localidad: Cuenca
Código postal: 16002
Provincia: 10
Teléfonos: 636 419 468 - 969 160 297
Fax:
Twitter: @ParkinsonCuenca
Facebook: Parkinson Cuenca
E-mail: parkinsoncuenca@gmail.com
Web:

Parkinson de les Terres de Lleida

Dirección: C/ Henry Dunant, 1, (Edificio Entidades de Salut de Lleida)
Localidad: Lleida
Código postal: 25003
Provincia: 45
Teléfonos: 619 037 308
Fax: No disponible
Twitter: No disponible
Facebook: No disponible
E-mail: parkinsonlleida@yahoo.es
Web: www.lleidaparticipa.cat/parkinsonlleida

Parkinson Elche

Dirección: Avda. de Alicante, 88-Huerto de Montenegro
Localidad: Elche
Código postal: 03203
Provincia: 17
Teléfonos: 626 013 947
Fax: No disponible
Twitter: @parkinsonelche
Facebook: Parkinson Elche
E-mail: parkinsonelche@hotmail.com
Web: www.parkinsonelche.es

Parkinson Extremadura

Dirección: C/ Madre Remedios Rodrigo, s/n
Localidad: Mérida
Código postal: 06800
Provincia: 06
Teléfonos: 924 303 224
Fax: 924 303 224
Twitter: @ParkinsonExtre
Facebook: Parkinson Extremadura
E-mail: parkinsonextremadura@hotmail.com
Web: www.parkinsonextremadura.org

Parkinson Ferrol

Dirección: Carretera de Castilla, 58 - 64, bajo A
Localidad: Ferrol
Código postal: 15404
Provincia: 15
Teléfonos: 981 359 593
Fax: No disponible
Twitter: No disponible
Facebook: Parkinson Ferrol
E-mail: parkinsonferrol@yahoo.es
Web: No disponible

Parkinson Galicia - A Coruña

Dirección: C/Jazmines, 50 (locales 134-137) Barrio de las Flores
Localidad: A Coruña
Código postal: 15008
Provincia: 15
Teléfonos: 981 241 100
Fax: 981 241 100
Twitter: @ASOPAR
Facebook: Parkinson Galicia - A Coruña
E-mail: info@parkinsongaliciacoruna.org
Web: www.parkinsongaliciacoruna.org

Parkinson Gipuzkoa

Dirección: Paseo de Zarategui, 100 Edificio Txara
Localidad: San Sebastián
Código postal: 20015
Provincia: 20
Teléfonos: 943 327 715 - 943 245 617
Fax: 943 245 617
Twitter: No disponible
Facebook: No disponible
E-mail: aspargi@aspargi.org
Web: www.aspargi.org

Parkinson Gran Canaria

Dirección: Calle Sor Brígida Castelló, 1
Localidad: Las Palmas de Gran Canaria
Código postal: 35001
Provincia: 35
Teléfonos: 928 336 120
Fax: 928 33 61 21
Twitter: @Parkinson_GC
Facebook: Parkinson Gran Canaria
E-mail: parkinsongrancanaria@hotmail.com
Web: www.parkinsongc.es

Parkinson Granada

Dirección: C/ Santa Clotilde nº 30
Localidad: Granada
Código postal: 18003
Provincia: 18
Teléfonos: 958 522 547 - 695 791 577
Fax: 958 522 547
Twitter: @parkinsongranad
Facebook: Parkinson Granada
E-mail: parkinsongranada@hotmail.com
Web: www.parkinsongranada.es

Parkinson Jaén Provincial

Dirección: Paseo Virgen de Linarejos 46, bajo
Localidad: Linares
Código postal: 23700
Provincia: 7
Teléfonos: 953694286 / 662022071 627604290
Fax:
Twitter: No disponible
Facebook: No disponible
E-mail: info@parkinsonjaen.org
Web: www.parkinsonjaen.org

Parkinson Jovellanos (Gijón)

Dirección: Equipamiento Social del Natahoyo, Avda. de
Moreda 11 1º y 2º
Localidad: Gijón
Código postal: 33212
Provincia: 33
Teléfonos: 684 602 407 - 985 150 976
Fax:
Twitter: No disponible
Facebook: Parkinson Jovellanos
E-mail: asociacionparkinsonjovellanos@yahoo.es
Web: No disponible

Parkinson L'Hospitalet i el baix Llobregat

Dirección: C/ Josep Anselm Clavé, 24 baixos
Localidad: L'Hospitalet de Llobregat
Código postal: 08902
Provincia: 08
Teléfonos: 930 08 30 46
Fax: No disponible
Twitter: No disponible
Facebook: Parkinson L'Hospitalet i el baix Llobregat
E-mail: parkinson.lh.baix@gmail.com
Web: No disponible

Parkinson La Roda

Dirección: Avenida Juan García y González, 2
Localidad: La Roda
Código postal: 02630
Provincia: 02
Teléfonos: 967 440 404
Fax: 967 440 404
Twitter: @ParkinsonLaRoda
Facebook: Parkinson La Roda
E-mail: parkinsonlaroda@hotmail.com
Web: www.parkinsonlaroda.com

Parkinson Leon

Dirección: Avenida Padre Isla 57
Localidad: León
Código postal: 24002
Provincia: 34
Teléfonos: 636424646
Fax:
Twitter: No disponible
Facebook: No disponible
E-mail: info@parkinsonleon.org
Web: www.parkinsonleon.org

Parkinson Lorca

Dirección: Calle Río de Gualentín, s/n
Localidad: Lorca - Murcia
Código postal: 30800
Provincia: 30
Teléfonos: 661 573 735
Fax: No disponible
Twitter: @ParkinsonLorca
Facebook: Parkinson Lorca

E-mail: aslep_2002@yahoo.es
Web: www.parkinson.lorca.es

Parkinson Lugo

Dirección: Casa Clara Campoamor Avda. Infanta Elena,
Duquesa de Lugo 11, local 3
Localidad: Lugo
Código postal: 27003
Provincia: 27
Teléfonos: 603 488 606
Fax: No disponible
Twitter: No disponible
Facebook: No disponible
E-mail: parkinsonlugo@hotmail.com
Web: No disponible

Parkinson Madrid

Dirección: Calle Poeta Esteban Villegas, 12
Localidad: Madrid
Código postal: 28014
Provincia: 28
Teléfonos: 914 340 406
Fax: 914 340 407
Twitter: @ParkinsonMadrid
Facebook: Parkinson Madrid
E-mail: parkinson@parkinsonmadrid.org
Web: www.parkinsonmadrid.org

Parkinson Málaga

Dirección: C/ Virgen de la candelaria, s/n - Centro Social
Rafael González Luna
Localidad: Málaga
Código postal: 29007
Provincia: 29
Teléfonos: 952 10 30 27
Fax: No disponible
Twitter: No disponible
Facebook: No disponible
E-mail: parkinsonmalaga@hotmail.com
Web: www.parkinsonmalaga.org

Parkinson Móstoles

Dirección: Calle Azorín, 32 - 34 Centro Social Ramón Rubial
Localidad: Móstoles
Código postal: 28935
Provincia: 28
Teléfonos: 916 144 908
Fax: 916 144 908
Twitter: No disponible
Facebook: No disponible
E-mail: parkmostoles@telefonica.net
Web: No disponible

Parkinson Motril

Dirección: C/ Enrique Montero 19, bajo
Localidad: Motril
Código postal: 18600
Provincia: 9
Teléfonos: 609659601 / 649420841
Fax:
Twitter: No disponible
Facebook: No disponible
E-mail: asociacionparkinsonmotril@gmail.com
Web: www.asociacionparkinsonmotril.wordpress.com

Parkinson Navarra

Dirección: Calle Aralar, 17 bajo
Localidad: Pamplona
Código postal: 31004
Provincia: 31
Teléfonos: 948 232 355
Fax: 948 232 355
Twitter: No disponible
Facebook: Parkinson Navarra
E-mail: anapar2@hotmail.com
Web: www.anapar.org

Parkinson Novelda

Dirección: C/Benito Pérez Galdós, s/n
Localidad: Novelda (Alicante)
Código postal: 03660
Provincia: 17
Teléfonos: 966 18 65 25
Fax:
Twitter: @noveldapark
Facebook: Parkinson Novelda
E-mail: noveldapark@gmail.com
Web:

Parkinson On-Off Murcia
Dirección: Avenida de la Ñora nº 96
Localidad: La Albatalía. Murcia
Código postal: 30009
Provincia: 30
Teléfonos: 968 344 991
Fax: 968 344 991
Twitter: @OnOffParkinson
Facebook: No disponible
E-mail: parkinsonmurcia@regmurcia.com
Web: No disponible

Parkinson Ourense

Dirección: C/Recaredo Paz, 1
Localidad: Ourense
Código postal: 32005
Provincia: 32
Teléfonos: 988 252 251
Fax: 988 252 251
Twitter: No disponible
Facebook: No disponible
E-mail: aodem@hotmail.es
Web: www.aodem.com

Parkinson Pontevedra

Dirección: Casa del Mar de Bueu - Calle Montero Ríos, 18
Localidad: Bueu
Código postal: 36930
Provincia: 36
Teléfonos: 986 324 577
Fax: 986 324 577
Twitter: @aparkpon
Facebook: Parkinson Pontevedra
E-mail: aproparkpontevedra@gmail.com
Web: www.parkinsonbueu.blogspot.com.es

Parkinson Rioja AREPAK

Dirección: C/ Gustavo Adolfo Becquer 2 bajo
Localidad: Logroño
Código postal: 26007
Provincia: 46
Teléfonos: 941545734
Fax:
Twitter: No disponible
Facebook: No disponible
E-mail: arepak@outlook.es
Web: www.arepak.esy.es

Parkinson Salamanca

Dirección: C/ La Bañeza 7 Casa de asociaciones de ayuda
mutua, despacho 7
Localidad: Salamanca
Código postal: 37006
Provincia: 29
Teléfonos: 923262707
Fax:
Twitter: No disponible
Facebook: No disponible
E-mail: info@parkinsonsalamanca.org
Web: www.parkinsonsalamanca.org

Parkinson Segovia

Dirección: C/ Andrés Reguera Antón s/n
Localidad: Segovia
Código postal: 40004
Provincia: 40
Teléfonos: 921 443 400
Fax: 921 431 678
Twitter: No disponible
Facebook: Parkinson Segovia
E-mail: aparkinss@yahoo.es
Web: No disponible
Parkinson Sevilla

Dirección: Calle Fray Isidoro de Sevilla s/n - Hogar Virgen
de los Reyes
Localidad: Sevilla
Código postal: 41009
Provincia: 41
Teléfonos: 954 907 061
Fax: 954 904 444
Twitter: @parkinsonSEV
Facebook: No disponible
E-mail: parkinsonsevilla@arrakis.es
Web: www.parkinsonsevilla.org

Parkinson Sol de Estepona APSE

Dirección: Centro sociocultural Entretodos (Barriada Solís)
C/ Benidorm S/N
Localidad: Estepona
Código postal: 29680
Provincia: 5
Teléfonos: 952796972
Fax:
Twitter: No disponible
Facebook: No disponible
E-mail: apse2007@gmail.com
Web: www.apse2007.blogspot.com

Parkinson Soria

Dirección: Fundación Científica Caja Rural - Calle
Diputación, 1
Localidad: Soria
Código postal: 42002
Provincia: 42
Teléfonos: 975 213 138
Fax: No disponible
Twitter: No disponible
Facebook: Parkinson Soria
E-mail: parkinsonsoriaparkinson@gmail.com
Web: www.parkinsonsoria.org

Parkinson Tenerife

Dirección: Avda. el Cardonal s/n - Pza. del Cardonal
Localidad: Taco - La Laguna
Código postal: 38108
Provincia: 38
Teléfonos: 922 625 390
Fax: 922 625 390
Twitter: No disponible
Facebook: Parkinson Tenerife
E-mail: parkitfe@hotmail.com
Web: www.parkinsontenerife.org

Parkinson Toledo

Dirección: C/ Oslo 16 Esq. C/Viena, 1
Localidad: Toledo
Código postal: 45003
Provincia:
Teléfonos: 925 255 576
Fax:
Twitter: @ParkinsonToledo
Facebook: Parkinson Toledo
E-mail: parkinsontoledo@gmail.com
Web: www.parkinsontoledo.es

Parkinson Trebujena

Dirección: Plaza Carlos Cano s/n
Localidad: Trebujena
Código postal: 11560
Provincia: 13
Teléfonos: 956165275
Fax:
Twitter: No disponible
Facebook: No disponible
E-mail: asocparkinsontrebujena@gmail.com
Web: www.parkinsontrebujena.org

Juntos contra el Parkinson (Valencia)

Localidad: Valencia
Teléfonos: 653 928 927 - 660 780 126
E-mail: juntoscontraelparkinson@gmail.com
Web: www.juntoscontraelparkinson.org

Párkinson Valencia
C/ Nicolau Primitiu Gómez Serrano, 15B
46014 Valencia
Teléfono: 963 82 46 14

Parkinson Valladolid

Dirección: C/ Aguilera, s/n - Barrio de San Pedro Regalado
Localidad: Valladolid
Código postal: 47011
Provincia: 47
Teléfonos: 983 292 384
Fax: 983 257 190
Twitter: No disponible
Facebook: Parkinson Valladolid
E-mail: aparval@hotmail.com
Web: www.aparval.es

Parkinson Vigo

Dirección: Rúa Pateira, 11 - bajos 96 y 98. Edificio Ribera
Atienza
Localidad: Vigo
Código postal: 36214
Provincia: 36
Teléfonos: 886 123 568
Fax: No disponible
Twitter: No disponible
Facebook: Parkinson Vigo
E-mail: aparvigo@gmail.com
Web: www.asociacionparkinsonvigo.es

Parkinson Villarrobledo

Dirección: Avda. Miguel de Cervantes, s/n
Localidad: Villarrobledo
Código postal: 02600
Provincia: 02
Teléfonos: 967 147 273
Fax: 967 147 273
Twitter: @parkineurovilla
Facebook: Parkinson Villarrobledo
E-mail: administracion@parkinsonvillarrobledo.org
Web: www.parkinsonvillarrobledo.org